知って得する
医師が教える100歳超えの健康術

くわ総合クリニック院長／医学博士
桑 敏之
KUWA TOSHIYUKI

幻冬舎MC

知って得する
医師が教える
１００歳超えの健康術

はじめに

本年5月（令和５年）私も、還暦を迎えシニアの仲間入りを致しました。丈夫に産み育ててくれた両親に感謝しておりますが、かくいう私も体のあちこちにほころびが出てきております。

「体の調子が悪い」「痛みや症状がなくならない」「健康に不安が」というのは、中高年の方の永遠の悩みだと思われます。人生１００年時代になった今、より健康長寿で生きていく秘訣は何でしょうか?

有り難いことに、当院に通院されている患者さんは、現在（1年間で）90歳以上１４３人（うち１００歳以上４人）と健康で長寿の方が多く、その秘訣を勉強させていただいています。

「老い（老化）」は何から始まるのでしょうか?

実はみなさんが想像される目、耳、歯などの衰えではなく、18歳ごろから脊椎（背骨）から老化現象が始まります。すなわち足腰から弱くなっていくのです。弱くなれば、寝たきりに近づいていきます。抗《あらが》えないにしても、将来介護される期間をいかに短くするかで、人生のクオリティは違ってきます。まずはしっかりと足腰を鍛えることで、健康で充実した人生が可能であると思います。

そのためには、「歩ける、歩く」のを目指すのではなく、一段階上の「走れる、走る」を目指しましょう。もちろん少しで良いのです。無理をせずに少しずつ継続することが極意です。

歩いているときにこの電柱から先の電柱までとか、この坂を下る間などで良いのです。少し腕を振って姿勢を良くして走ってみましょう。体にエネルギーが吹き込まれるのを感じることができると思います。

そして美しくなりましょう。ここでいう美しさは、外面の問題ではありません。内面の美しさを指します。身に美と書いて躾《しつけ》です。みなさまが幼少期から大切にされた礼節、作法などを面倒くさいと思わず、もういちど見直してください。足を揃え、背筋を伸ばしてみましょう。そうすれば、凛として美しく輝くことでしょう。

人生100年時代に突入しております。健康で美しく、長寿（健美長寿）で100歳超えを目指してください。

かくいう私も現在進行形の「シニア」です。これまで診察してきたなかで感じたことが、みなさまの「健美長寿」のお役に立てばと思い本書を執筆しました。どうか最後までお読みいただけましたら幸いです。

くわ総合クリニック　院長　医学博士　桑　敏之

目次

第6章 運動、食事、睡眠、休養について、より実践的に伝える

第1章

人生100年、あなたの今までとこれから

- 今の中高年が抱える健康問題について
- 痛みの本当の原因は？

加齢によって起こってくること
高齢者の不安

私達は年を取ると、必ずどこかに悪いところがあるものです。どんな頑丈なものでも、時間がたてば古くなり傷んできます。医療から診ると、内科的なことと整形外科的なことになります。内科的なこととは、メタボ、コレステロール値、血糖値、血圧が高いなどが挙げられます。これらは60代の4割以上の人が既に経験し、普段から気にしている疾患なので、高齢の人が集まれば必ずその話題がでます。

あと、癌などの悪性疾患です。ダイエットをしてないのに体重が減ってくれば、癌ではないかと不安になります。

もう一方は、体のどこそこが痛い、動かない、膝痛　腰痛、肩こりで体が動かないという整形外科的な訴えです。人間は動物なので、本能的に動かなくなることに恐怖心があります。歩けなくなるのではないか、寝たきりになるのではと不安になります。

その他には、めまい、ふらつき、耳鳴りに物忘れ等の病状が続きます。こういった不安が出現すると、クリニックに来て相談されるようになります。では、どうすれば不安が解消されるのでしょうか？

実はこのことは、かなりの確率で予測が可能です。過去があっての未来なのです。過去の生活を振り返り、しようと思っていたのにできなかったことを、そして直したほうが良いと思われることを改めていく計画を立てましょう。

今後起こってくる危機を予測し、回避する、備えることが大切です。

１００年という長い時間を元気で過ごすためには、予防医学を考慮しての生活習慣改善が必要です。

痛みの原因は痛むところとは違う場所に

たとえば、「首が痛い」と来院される方がいらっしゃいます。
「どこが悪いのですか？　首ですね。では首のレントゲンを撮りましょう。この骨がずれています。骨と骨の間隔も狭くなっています。炎症を起こしてしまっています。それでは薬を出しますので、少し安静にして炎症を抑えましょう！」というのは、よくある光景です。

首が悪いことは事実だとしても、なぜ首が悪いのか。根本原因は首にはないことが多いです。違うところが悪いから、それをかばうために首にしわ寄せがきてしまい、そのうえ無理を重ねてしまったため、にっちもさっちも行かなくなり痛み出したのかもしれません。その根本原因を見つけることができれば、早く治療効果が出て楽になります。

診察でよく話すことですが、「川が汚れていると、キレイにしないといけないですよね。ゴミがあったら掃除する。でも、そこを毎日掃除しても川の汚れは変わらないのであれば、おそらく川上に汚れる原因があるのです。だからまず、上流に行って原因を解決してからでないと、延々と川下の掃除を繰り返さねばならなくなってしまいます」

ルートというか、根っこを追いかけることが重要です。

これまで対処療法が優先され、原因を究明するような診察がされていなかったように思います。

「木を見て森を見ず」という言葉がありますが、局所だけでなく全身の観察が大切だと思います。そうやって人を診察していくと、診察のやり方が変わってきました。原因究明をすることで、原因の除去につながります。そしてそれは、予防につながります。

第 2 章

脊椎の寿命は75歳!?

- 人間の体の寿命について考える
- 後期高齢者が75歳なのにはワケがある
- 理想的な75歳の足腰

後期高齢者が75歳なのにはワケがある

私のクリニックを受診される患者さんの年齢層で多いのは、男性は72歳ぐらい、女性だと76歳ぐらいです。ご存知でしょうか？　高齢者のうち「後期高齢者医療制度」を75歳で区切ったのには、統計上の理由があるのです。区切った大きな理由は「年間医療費」で、74歳の年間医療費がおおよそ40〜50万円ぐらいです。それが、75歳以降になると2倍の１００万円に到達し、超えてしまうのです。今まで病院をそれほど受診していない高齢者が、75歳を境に、たくさん受診し始めるのです。

もちろん、入院や寝たきりとなる高齢者も増えていきます。ＷＨＯ（世界保健機関）が発表した２０２２年版の世界保健統計（World Health Statistics）によると、平均寿命が最も長い国は日本で、84・３歳です。対して、厚生労働省が3年に1度公表している２０２１年の「健康寿命」（健康上の問題で日常生活が制限されることなく生活できる期間）は、男性は72・68歳、女性は75・38歳でした。つまり、高齢者は、約10年を入院や寝たきりなどで介護を必要とする計算になります。

しかも、私の感覚では介護が必要になる年齢は年々下がってきているように感じます。65歳以上の高齢者は全人口の25％を超えており、その割合は今後急速に伸びていきます。このままの状況ではたしてよいのでしょうか。

脊椎の耐用年数75年説!?
でも備えがない

一般的に、人間の屋台骨といわれる「脊椎《せきつい》」そのものの耐用年数が75年ぐらいであるのをご存知でしょうか。それを理解したうえで、「私は70歳で、脊椎の耐用年数があと5年ぐらいだから、良くしておこう！」と備えて体を鍛える人が多いかといえば、淋しい現状です。南海トラフ地震が近いからと聞いていながら、防災の備えをする人が少ないのと一緒です。

骨や脊椎は鍛えようがないと思われるかもしれませんが、鍛える方法はあります。現在、骨折などの治療にピエゾ効果と言われるものがあり、実際に効果を上げています。簡単に説明すると、適度な電圧を骨にかけることで骨が強くなるというものです。

つまり、適度に運動を行うことで、骨が鍛えられるということです。

理想の75歳は「歩ける」ではなく「走れる」足腰

膝や腰の具合が悪くなり、痛くて歩けなくなってきました。

「先生、このままでは歩けなくなってしまう。どうすればよいでしょうか?」

でも、実際運動は何もやっていない、やりたくないというのが、多くの中高年の現状です。しかし、そこで大変だと気づいて運動するかしないかで、65歳ぐらいから75歳あたりで明らかな「健康差」がついてしまいます。

人間は誰しも疲れないほうがいいし、楽なほうがいいので、運動したくない気持ちもわかりますが、発想を転換し、運動を生活に取り入れることで、今後の人生が大きく変わると思います。

みなさんも、車ならエンジンをかけたら必ず動くのが当たり前で、動かなければ「故障かな？」と心配になるでしょう。しかし体の場合は、動かなくなっていくものということを理解したうえで、動かなくなってから「さて、どうしよう？」ではなく、動かなくなる前に対策を講じるとよいと思います。

私が考える「理想的な75歳の足腰」というのは、「ちょっとぐらいなら走れますよ」

と日ごろから言えるような状態です。ただ歩けるだけでは、もしものとき——津波の危機や、誰かに襲われたときはそこで人生が終わってしまいます。「私、走ることできません」とおっしゃる高齢者はたくさんいらっしゃいます。しかし、本当に命の危険を感じたら人は走るものです。ですから、「走れない」と決めつけてしまうことはもったいないです。

いきなりは無理でしょうが、スロージョギングなら可能です。そこからゆっくりとスピードを上げていけばよいのです。そして「いつでも走れる」状態か確認しておかれたらいかがでしょうか。「私は散歩だけ」と限定してしまったりすると芽を摘むような話で、もったいないです。料理でもそうですが、ちょっとやり方を教えたらできる人と、「料理は全然できない」「包丁を持ったことがない」からと言って最初から何もやらない人がいらっしゃいます。ここはポジティブシンキングで、「ちょっとやってみようか」と考えてもらえたらと思います。

カラダのトリセツ

歩いて通院されている患者さんの最高年齢ナント１０１歳！

私のクリニックの患者さんのなかには、歩いて来院されている方もいらっしゃいます。最高齢の方は当年とって１０１歳です！　現在、当院に来ていただいている超高齢の方は、90歳以上１４３人（うち１００歳以上４人）、結構いらっしゃるのです。そういうみなさまにお会いできると「お役に立てているのかな」と嬉しく、自信になります。

実は、むかしの人はもっと長生きだったのではないかという説もあります。ある歴史学者の調べによると、「今年は豊作だったから１００歳以上の人には何かプレゼントしますよ」というような記述があるそうです。１００歳の数え方に諸説あるので現在の１００歳と同じかと言えば微妙ですが……。

それでも、病気や、ちょっとした流行り病でも亡くなってしまう時代にも、長生きをした人がいたみたいなのです。

還暦（60歳）・古希（70歳）・喜寿（77歳）・傘寿（80歳）・米寿（88歳）・卒寿（90歳）・白寿（99歳）・百寿（１００歳）が設定されたのは鎌倉時代だとも。１０７歳まで生きたといわれる平清盛のひ孫・藤原貞子《ふじわらのさだこ》の存在が大きかったようです。天皇一族である藤原貞子の長寿祝いをしないわけにはいかず、古希や喜寿が設定されたという説もあります。

参考データ

ＷＨＯが発表した２０２２年版の世界保健統計（World Health Statistics）によると、平均寿命が最も長い国は日本で84・3歳。2位はスイスで83・4歳。日本と約1歳の差がある。

「平均寿命が80歳を超えている国」は31カ国。ランキング上位はヨーロッパの国が多く、アジアでは日本の他、シンガポールと韓国が上位にランクイン。

「男女別」では、男性はスイスが81・8歳、女性は日本が86・9歳でそれぞれ1位。日本の女性は2位の韓国に0・8歳差。日本の男性は81・5歳で2位。

「平均寿命が最も短い国」はアフリカ南部に位置するレソトで50・7歳。ただし、統計データがない国を除く。

「世界全体の平均寿命」は73・3歳。うち男性が70・8歳、女性が75・9歳となっており、女性のほうが約5歳寿命が長い。

第 3 章

便利な生活をしてきた私たち

- 使わない部分は退化〔老化〕していく
- 四十腰・五十肩の今昔
- 鍛えるのは上半身ではなく下半身

楽すれば身滅ぶ――使わない部分は退化(老化)していく

私は空手を長く稽古しており、人に教えたりもしています。武道の言葉のなかに「楽すれば身滅ぶ」というものがあります。「人間、楽をして使わないと体が滅んでしまいますよ、鍛えましょう!」という意味です。

産業革命が起こり、機械化・自動化が進み、車社会となり、人間はむかしほど動かなくていい時代になりました。世の中が簡単・便利で楽なほうに向かうことは仕方のないことだとは思いますが、体は退化して滅んでいきます。

昨今、リラクゼーション施設もたくさんできてにぎわっています。しかし、「体のためにはどうしたらいいのか?」

ここまで読んでいただいているみなさんは、答えをよくご存知のはずです。長く元気で、老化させないためには、動く、鍛えるしかないのではないでしょうか。

むかしと今で違う四十腰・五十肩の原因

50歳ぐらいになると、みなさん肩や腰が痛くなったと来院されます。体は痛みに順応していくので、放置しても1年ぐらいで痛み自体はおさまることが多いです。しかし私は、肩や腰が痛くなるのは「足腰が弱くなった」からだと考えております。「風が吹けば桶屋が儲かる」ではないですけれども。

動物は後ろ足から弱くなっていきます。つまり足腰（下半身）から衰えていきます。すると、背骨が支えられなくなってきて姿勢が悪くなります。するとバランスが悪くなり、脚よりも手で作業しようとし始めます。そしていわゆる猫背になり、肩は上がらず、手も後ろに行かなくなっていきます。

そもそも四十腰・五十肩というのは、本来は農家の人で朝5時ごろから起きて農作業をして、家事もすべて手作業で、床には雑巾がけをした人たちが40歳くらいでなるものです。そのような農作業に従事している人は、今はいなくなっています。むかしの農作業従事者には、四十腰・五十肩があるのは当たり前でした。しかし、現代で同じ作業をしている人はほとんどいないでしょう。

「若いときに酷使していたツケがきた」という症状は、むかしの農家の人や現在のプロ野球選手などのアスリートなど、体を酷使してきた人には当てはまるかもしれませんが、一般の現代日本人の病因には当てはまらなくなっています。

勘違いしていますよ！
上半身だけでなく下半身を鍛えなさい

四十腰・五十肩の原因は、足腰（下半身）の衰えからと考えていますので、肩や腰が痛む患者さんに、私は「上半身より下半身を鍛えたほうがいいですよ」とアドバイスします。

年を取って歩けなくなるのも足腰が弱るからなので、今から足腰を鍛えていれば、どこへでも行けるし、下半身を鍛えることで上半身は連動しておのずと動くようになります。

私もスポーツクラブのジム通いをしていますが、鍛えていらっしゃる人でも、筋肉美が際立つ上半身のトレーニングは一生懸命やっていても、走ったりスクワットをしたりして下半身を鍛えている人は少ないようです。どうせ鍛えるのであれば、上半身も下半身も両方やったほうが健康のためには最善だと思います。

体が「痛いか痛くないか」は、体が「動くか動かないか」ということが重要な要因です。動かないものを無理して動かすから痛い。突然痛くなったと思いがちですが、その前に既に動きにくくなっていたり、もうすぐ痛くなる段階、時期があります。その段階で気づき、適切な動かし方や鍛え方をできれば痛みは回避できるのです。痛いからするのでは遅いのです。痛くならないように、早くから動かす習慣を身につけて、苦痛のない毎日を送りましょう。

カラダのトリセツ

ヒトの体は最高のＡＩ（人工知能）

まずお話ししたいのは、ヒトの体は本当に精密・精巧にできており、最高のＡＩ（人工知能）を備えていることです。わかりやすく言うと、今の新しい車と同じく、身体運動は「完全かつ高度に自動運転化」されています。

たとえば、道を歩いていても、前から来た人にはぶつからないようお互いが避けます。当たると思えば自動的に止まり、危険を回避します。

自動車が、センサーやレーダーを駆使し情報を集め、コンピューターが判断していることと同じく、それ以上にヒトは視覚・聴覚・触覚・位置覚・間合いや第六感すべての情報を瞬時に処理し、本能で（反射的に）動き危険を回避しているのです。

また、警告灯でたとえると、青信号は「問題なく」、「違和感」は黄信号で、「痛み」は赤信号です。黄色が灯れば、何か不調・不具合が発生しています。ご自身で判断できなければ、医療機関を受診されるほうが良いです。痛みが出れば、赤信号です。体が助けを求めていると考えてください。体の声を聴いてあげてくださ い。治療の必要があると思われます。必ず医師に相談ください。早期発見・早期治療が大切です。

第 4 章

健康を貯金して明るい人生設計を

- 掛け捨てではなく、積み立てる健康習慣について
- 勘違いされたストレッチ
- 目的を見極め体を動かす
- JIKUのある生活を

掛け捨てではなく、積み立てる健康習慣

私は「1日24時間のうち、自分の体のことや将来の認知症予防などを考えて、午前と午後に1時間ずつ時間を作ってあげてください」と常々患者さんに話しています。2時間だけなので、あとの22時間は遊んでいようが大丈夫。「とりあえず1時間ずつ作ってもらったら、1年後には体は変わっていますよ」と話しています。しかし、患者さんはなかなか簡単には実践できないものです。当クリニックでのリハビリテーションも15分は頑張ってくれるのですが、それでも状態が変わらないと「それなら、やめようか」となってしまいます。

体を動かさないより動かしたほうがいい――みなさんわかってはいるのです。しかし、やっていることは、たとえるなら保険でいえば「掛け捨ての保険」。つまり、1年

後には何も残らない、場当たり的な運動に終始しがちです。ですから、運動を「積み立て」してほしいのです。

5年後、10年後の自分の体のために「投資」してほしいのです。簡単なことでいいのです。サラリーマンなら昼休みを20分間運動に使ってあげてください。リモートワークの方も家のなかで可能な運動もあります。

試合前にストレッチをやっているのは日本だけ

西洋医学ではトレーニングというのは大きく言えば、「筋肉トレーニング（筋トレ）」と「ストレッチ」なのです。しかし、このふたつが万能かというと、私も長いあいだ医療に従事しているのでわかりますが、万能ではありません。人間には、とくに日本人にはそぐわない要素もたくさんあります。

ストレッチという概念は、１９８６年に始まるのですが、初めて耳にしたのは私が学生のころでした。『ストレッチングの実際』（栗山節郎、山田保著・南江堂・１９８６）という本が出版されて、ストレッチをするとすごく良いことがあるという風潮になり、こぞってストレッチを行う流れになりました。

それが２０００年あたりになると、ストレッチをしたら怪我が多くなるという報告が出始めました。欧州プロサッカーのチームドクターが、「試合前のストレッチをやりだしたら選手の怪我が多くなっていないか」と疑問を呈したのが発端となり、プロスペクティブスタディ（研究計画を立案し、ある時点から観察、データを収集する臨床試験）が行われました。

２０１０年あたりに「するとしないとで、怪我は同じか多くなる」という研究結果が出て、試合前のストレッチは下火になっていきました。世界中でやめていっているなかで、日本だけがまだストレッチを行っています。

最近、サッカーのＪリーグは試合前のストレッチをしなくなりました。海外リーグや日本代表でも活躍した選手も書籍のなかで言及していましたが、代表ではストレッチをしているのが見つかったら罰金処分なのだそうです。それでも、選手は隠れてホテルでストレッチをしているそうです。もうずっと習慣化しているから、やらないと気持ちが悪い選手もいるのでしょう。

日本代表はストレッチをやめて、ブラジル代表が行っている「ブラジル体操」をしています。試合前のウォーミングアップで選手がリズムに合わせてしている、あの奇妙な体操といえばわかりやすいでしょうか。ジョギングやスキップをしつつ、リズミカルに手足を動かす体操で、効果は関節をほぐし、可動域を広げることで怪我の予防につながります。

最初に「ストレッチ」を日本語で「伸ばす」と訳してしまったのが、ストレッチ信仰の誤解の始まりなのかもしれません。伸ばしたところで体に良い変化は起こりません。伸ばしても元に戻ろうと縮んでしまうのです。試合前にストレッチすると、本番の試合では体が縮んだ状態でスタートしてしまいます。本末転倒です。

目的と目標を見極めて体を動かすのが大切

最初に提唱したボブ・アンダーソン氏は、明確に「伸ばすな」と言っています。氏はもともと体育大学の教授だったのですが、ストレッチのメソッドとして取り入れていたのは「ヨガ」なのです。

氏が考えていた一番大事なことは、ヨガの「呼吸法」だったのです。ヨガは深い呼吸を繰り返しながら、ゆっくり体を動かしてポーズを取っていきますが、呼吸は鼻から深く吸ってお腹を膨らませ、口から細く長く吐き切る腹式呼吸が基本です。大量の酸素を体に取り込み、ゆっくり吐き出すことで体は緩むようになります。そのおかげで代謝アップや脂肪燃焼の促進、デトックスやリラックスなど心身にもさまざまな効果をもたらすと言われています。

ところが、日本人は息をずっと止め、顔をしかめてストレッチをやるようになりました。苦行ですね。それはやってはいけないことなのです。

そのうち日本では、「パートナーストレッチ」が出てきました。自分では動かせない部分を相手が押すのです。それをやって気持ちよく感じる人たちが一定数いるのも確かなのです。激しいトレーニングや追い込みをやっている人のなかには、無理にでも体を伸ばされると、幸せホルモンと呼ばれるドーパミンが出る人たちがいるのです。

医学的な判断で体にいいかと聞かれると、ズバリ悪いです。ストレッチの大義名分は、体を動きやすくして怪我を少なくするというものでした。気持ちよく感じることではないのです。何のためにストレッチをやるのか——目的が間違っていれば、結果はまったく出ません。

目的といえば、水泳選手が足腰を鍛えるために山登りトレーニングをしたが、水泳のタイムは速くならなかったという話を聞いたことがあります。これも、「目的を間違った」例でしょう。足腰を鍛えるのは正解でも、そのメソッドとして山歩きをしたら速くなるというのは違います。筋肉の使い方が、水泳と登山ではまったく違います。やはり体の機能や筋肉を向上させたいときには、しっかりと目的と目標を立ててやったほうが良いでしょう。

怪我が増えることを理由に、ＦＩＦＡ（国際サッカー連盟）やＪＦＡ（日本サッカー協会）は「The11+（イレブンプラス）」というウォーミングアップ法を推奨しています。試合前は静的なストレッチではなく、動的なストレッチを織り交ぜてやりましょうという風潮となっています。

静的ストレッチとは、筋肉や腱を一定時間かけゆっくりと伸ばす動きです。関節の可動域を広げたり、呼吸を整えたり、筋肉の柔軟性を高めたりと、みなさんがイメージする「ストレッチ」のことです。対して動的ストレッチとは、体の関節や部位を動かしながら可動域を広げ、心拍数を上げていく動きのことです。「ラジオ体操」もこのカテゴリーに入ります。また、前出の「ブラジル体操」も動的ストレッチとして広く知られています。

カラダのトリセツ

試合前の標準運動となっている「The11+（イレブンプラス）」

「The11+（イレブンプラス）」は、サッカー選手の怪我予防のために作成されたエクササイズプログラムです。具体的には3つのパートで構成され、トータル15種目を約20分で行います。

Part1：ランニングエクササイズ（6種目・約8分）

Part2：筋力・プライオメトリクス・バランス（6種目・約10分）。初級・中級・上級と3段階の難易度でやり方が分かれていて、小学生でも対応できるプログラムになっています。

Part3：ランニングエクササイズ（3種目・約2分）

具体的なエクササイズは、ＪＦＡのＨＰで確認することができます。
https://www.jfa.jp/medical/11plus.html

古くからの日本の良さと独特のメソッド「ＪＩＫＵ」のある生活習慣を

日本人がむかしから感覚として持っているものが、欧米人と違うこともあります。
では日本人は何をしたらいいかというと、武道や武術でいう「ＪＩＫＵ」という概念がピタリとあてはまります。

米国の有名実業家イーロン・マスク氏が「このままでは日本の大切な文化が崩れてしまう、今日本がアメリカのようになってしまっている」と警鐘を鳴らしています

（２０２２年5月8日のＳＮＳより）。その通りだと考えます。古くからの日本の良さと独特のメソッドを私は残さなければならないと思います。

「ＪＩＫＵ」と聞いて何を連想しますか？　ＪＩＫＵとは、「軸」のことです。体にある、目に見えない軸線のことです。歌舞伎や狂言、スポーツ解説などで使われるので聞きなれた言葉だと思います。数々の大会で金メダルを獲得し、昨年にプロへ転向したフィギュアスケーターの華麗なスケーティングやジャンプも、ＪＩＫＵなしでは不可能な動きだと思われます。

スポーツでは、構えがダメだとうまく動かないことがあります。では、どんな構えがいいのかというと、軸がある構えなのです。たとえば、椅子に座ってもらって「右足を前に上げたまま立ち上がってください」と言われてもできない人がいます。そういうときは「筋肉が弱っている」と言うのですが、軸がないから筋肉で立つしかないのです。軸を意識して動けば、簡単に立ち上がることができます。

数々の記録を持つ元プロ野球選手の、現役時代の一本足打法も軸のひとつです。海外には軸という概念がありません。海外のアスリートは体幹が使えないから、代わりに筋肉をつけるしかないのです。だからみんなマッチョ体型になります。日本人は、天から授かった軸があるので、それほど筋肉をつける必要はありません。

体には、軸を中心とした「取扱説明書」みたいなものがあるのですが、多くの中高年は、動くからと取説を読まずに適当にやっている感じになっています。せっかく持っているポテンシャルを使いきれずに、そのうえで壊れたら最初からやっとけば良かったのにということにおちいってしまいます。

まず、自分の体の軸を知っておくと良いでしょう。そのうえで軸を鍛えるには、いろいろなトレーニングがあるのですが、当クリニックではエクササイズ動画を動画サイト（https://www.youtube.com/channel/

UCPreQZoUx8r9fu3CEa0GhLQ）に載せていますので、そちらを参考にしてください。

カラダのトリセツ

「コツがわかった！」の「コツ」は「骨」

とかく、筋や筋肉に目がいってしまいますが、体の中心にあるのは骨です。家を建てるときも、まず柱を立てていきます。

「體」この字、読めますでしょうか？　「骨」に「豊」と書いて「からだ」と読みます。また、「豊」は「整う」という意味です。「骨が整う」のが「からだ（体）」です。

みなさんが使われる「コツがわかった！」の「コツ」は「骨の正しい使い方が

わかった」という意味からです。

「骨」――骨格が整えば、米5俵・300kgを担いだ女性のような芸当も可能です。小柄な女性のどこにこんな力が潜んでいるのでしょうか？　筋肉量は一般男性よりも少ないのです。現代人が筋トレしても不可能だと思われます。

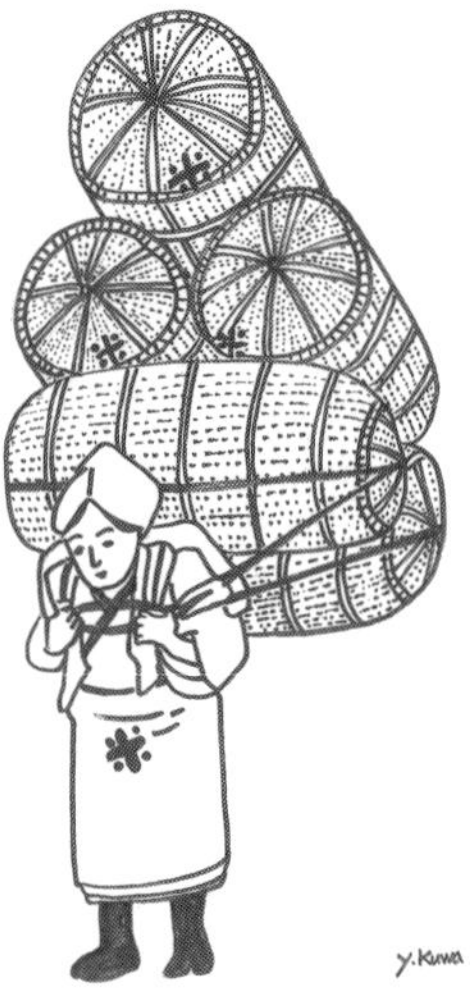

むかしの日本人は「體《からだ》」を活かすことに本当に長けていたのです。すごいですね。俵を担いだ写真を見た当時のアメリカでは「日本人の女性は恐るべき怪力である」と新聞記事になったそうです。

人によって違う
ＪＩＫＵを理解するために

「ＪＩＫＵ（＝軸）」の章でお話ししたことを少し詳しく説明しましょう。スポーツ整体「廣戸道場」主宰で骨理学を研究している廣戸聡一先生が提唱するＪＩＫＵ（軸）は、骨、骨格により構成され、骨（骨格）を整えることで、驚くほどのパフォーマンスが可能になることです。廣戸先生は体に関する特性を体系化したレッシュ理論を展開され、老若男女、性別、健康状態の区別なく体の悩みを抱えるたくさんの方々にセミナーやレッスンをされていらっしゃいます。

この理論は、ヒトの身体特性は４種類存在するという考え方です。これは、血液型に種類があり、それぞれ生まれつき決まった血液型を持っていることと同じように、ヒトは誰でも４つのタイプに分類することができるということです。何気ない動作ひとつとっても、自分に合った体の使い方をしているのです。タイプによって、立つ・座る・歩くといった行為から動かす各部位の順序などが異なっています。これを分類したのが「４スタンス理論」です。

「Ａ１タイプ」「Ａ２タイプ」「Ｂ１タイプ」「Ｂ２タイプ」の４つのタイプのどこに属するのか、この章の最後に「一般社団法人　レッシュ・プロジェクト」と自己チェック法のホームページを紹介しますので、ぜひ自分の属するタイプを見つける参考にしてください。自分のタイプを知れば、日常のちょっとした仕草から、スポーツ、さらにはダンスや音楽演奏など文化芸能分野におよぶまで、「自分の型」を見つけ出すことが可能です。自分の型がわかれば、「ＪＩＫＵ」の正体が理解できるようになります。

■一般社団法人　レッシュ・プロジェクト
http://www.reash-project.net/

■4スタンスタイプ自己チェック法
http://www.4stance.com/4stance04.html

リハビリでも実践している「レッシュ4スタンス理論」

当クリニックではまず、骨格（姿勢）を整えてから運動するリハビリテーションを行います。器械、器具に頼ることなく、まずは良い姿勢でちゃんと立つことから始めます。そしてちゃんと座る、ちゃんと歩くができるようになれば、呼吸も楽になり身体能力が回復してきます。従来施行していたストレッチや筋トレ中心のリハビリよりも、現在のほうが大きな成果をあげております。そういう、ＪＩＫＵのある生活を知っていただくために、ＪＩＫＵ体操、ＪＩＫＵ教室、野球教室などを定期的に開催しております。骨に目を向けて、骨格、姿勢、ＪＩＫＵを整えることが、健康維持、長生き（息）には非常に大切だと考えています。

カラダのトリセツ

「師」を持つことで幸福度が格段に上がります

「人間以外は師を持たない」という言葉があります。私がやっている空手や書道、もちろん医療の道でも「師匠」がいます。これは素晴らしいことで、人として財産になるし、導きがあったり方向性を示してもらったりします。なので、「やりたい」「上達したい」「一生の仕事にしたい」ときには、師匠を持ったほうがいいと思います。

師を持つことのメリットは、「私はあの先生の弟子です」と言えることの幸せがある点です。人間が成長するうえで学校の先生であったり、クラブ活動の顧問だったり、師として仰げる人はいると思います。また、師を持つのに年齢の上下関係もありません。「この人は自分の師匠だ」と思いこむことでもいいのです。

私は師に恵まれたと思います。刺激をくれプラスに導いてくれる人に恵まれるのは、幸せなことです。刺激という点では、歌手のファンでもいいのです。本など著作物でもいいし、展覧会とかでも観劇でもいいのです。いかにハッピーになれるかで人生の喜びも増えていきます。

第 5 章

日本人の素晴らしい特性を生かして

- 日本人の運動能力
- 日本人は運動に関しては不真面目!?
- もっと自信を持って

生まれ持って運動のポテンシャルは高い日本人

意外に知られていないことかもしれませんが、日本人は運動能力がとても高いのです。いい例が世界で活躍するメジャーリーガーやプロのフィギュアスケーターでしょう。日本人の運動能力が世界中の民族のなかでも上位にあり、ポテンシャルが高い証明でもあります。

たとえば、力持ちの大会をやれば世界で五指のなかに日本人が入ります。もともと日本人は「持つ」という作業は得意です。逆に、西洋人は筋肉を鍛えないと動かない、能力を発揮できない民族です。体型は大きくとも、粛々と動かしていかなくてはいけないのです。根底に海外に対するコンプレックスがあるかもしれませんが、日本人は高い運動能力を認識していないだけです。

「無事これ名馬」も寝たきりにでは名馬ではない

「日本人は勤勉なのに運動に関しては全然ダメ」という話を耳にします。運動中に転んだら、すぐやめたほうがよくないかとか、走り過ぎたら膝を痛めるぞと運動を避けてしまう雰囲気が年齢を重ねるごとに強くなっていくようです。しかし、「無事これ名馬」であっても、立てなくなったり歩けなくなったら「名馬」ではありません。80歳でも90歳でも、自らの脚で最後まで元気よく過ごすために、どう準備しておくべきか知っておいたほうが良いと思います。

西洋的な考え方のすべてが日本人に当てはまることではない

話は脱線しますが、たとえば世界を平和にするのに、誰がリーダーになればいいかと考えると、日本人だと思います。日本人は基本的に差別をしません。差別大国みたいなところで、国際平和をテーマに考えることができるとは思えません。

極端なことを言えば、過去、日本人は戦争で敵軍をやっつけた後で亡骸を手厚く葬ってきました。たとえいがみあって憎い人たちでも、死んだら「ノーサイド」。みんな仏様になります。こういう感覚を持った稀有な人種です。自分だけ良ければいいという感覚が少なく、謙虚で思いやりがあります。

私は留学で渡米した折、ご縁があり武道を教えていた時期があるのですが、私に話しかけてくる外国人は口を揃えて「日本は素晴らしい国」と称賛していました。よく言われたのは、「財布を落としても無事戻ってくるのは日本ぐらい」や、「地震や災害があっても暴動が起きない。列にも横入りしない」。それほど海外では、日本人にしたら、「ちょっとどうなのかな？」と眉をひそめるような行動が、割と平気で行われています。

思うに日本人の精神性には「自然崇敬」があるからではないでしょうか。自然に恵まれて自然と一体化しようという姿勢があるので、自然災害でも受け入れてしまう。地震で被災しても、みんな「仕方がない」と。そういう心持ちで暮らしている人種は、おそらく日本人だけでしょう。日本の良さのなかには、そのような独自の精神性があると思うのです。

武道も同じで、人間を良い方向に導いてくれます。武道の技を覚えても人殺しをしようという殺戮術ではなく、その技を学んでどう生かすかに精力を注いでいるのです。

日本はたった４％……
それでも欧米のフィットネス熱に学ぶこと

日本では、人口に占めるフィットネス人口は４％しかいません。少ないですよね。１００人中96人はコンスタントに運動をしていないという計算になります。アメリカは日本の人口の約３倍ですが、国際ヘルス・ラケット・スポーツクラブ協会調べの２０１８年フィットネス会員数は、６０８６万人にのぼります。対して、日本は４２４万人で市場規模は約13倍の開きがあります。４２４万人を１億２千万人で割ると、４％になってしまうのです。

不思議に思うのですが、日本人はとても勤勉で、やれと言われたことをおろそかにしないし、優秀な民族だと思うのですが、こと運動の話になるとお話にならないくらい「勤勉ではない」民族なのです。８時間でも10時間でも真面目に仕事をやるのに、運動は嫌だと思った瞬間、もうやめてしまうのが日本人なのです。仕事と思えば1時間運動するくらいはごく簡単なことなのに、それができていません。

欧米人は、前述したように筋肉を常に鍛えていないと動かせないという体格的な特徴があるにはあります。中高年の太り方を見れば、体を動かす必要性は高いと感じるでしょう。それでも、欧米人は楽しそうにフィットネスに励んでいます。対照的に、日本人はひとむかし前の根性論や苦行のイメージがいまだにつきまといます。

日本人も楽しんで運動すると良いと常々感じています。なかなか続かないところを習慣化するためには、ゲーム感覚でも良いのです。老人介護施設の現場で、トレーナーがゲーム的なレクリエーションを考えたり、脳トレなどをやっているほうが、みなさん楽しそうに参加してくれます。笑いながらやっているほうが、ずっと体に良いです。

第 6 章

運動、食事、睡眠、休養について、より実践的に伝える

- 毎日歩いているから大丈夫、ではなかった！
- 睡眠のとり方
- 食事のとり方

毎日歩いているから大丈夫、ではなかった

人は、歩けなくなるのが怖いものです。「死」に直結するので、寝たきりが近づくことが怖い。だからといって歩くのが悪いわけではないのですが、ただ歩いたところでは変わらないのです。「掛け捨ての保険」みたいなもので、怖いからといって歩いたから体が良くなるかというと、ならないです。つまり、「歩くということだけでは運動とはいえない」ということです。

昨今、テレビ番組で「5分でできる」「10分でできる」ような、短時間でできると謳うエクササイズがあります。これも、やらないよりやるに越したことはありませんが、1年後には体力として残ってはいません。ですから、数分間のエクササイズをウォーミングアップにしてプラスアルファの運動をしてもらいたいです。今後、年齢を重ね

ることを考えれば「掛け捨てではなく、いざとなれば使える貯蓄型」の運動がおすすめです。

世界基準でいえばウォーキングは運動ではない

健康法で推奨されるウォーキングはWHO（世界保健機関）の定義では「運動」に入っていません。WHOでは、一般的な成人は1週間で150分～300分の中強度の有酸素運動（もしくは75分～150分の高強度の有酸素運動）を行うことを勧めていて、ウォーキングはそれ以下の軽度の運動と定義されているのです。ですから、相当な距離を歩いたというのでなければ「運動」にカウントされないのです。

江戸時代には、人は約10里（40㎞）毎日歩いていたそうです。もちろん、電車やバス、車もない時代ですので、馬がなければ歩くしかないのですが、それぐらいの能力を人は備えているのです。また、幕末の偉人に坂本龍馬がいます。伝記によると、当時彼は京都に住んでいて、神戸の海軍操練所まで歩いて通っていたというのです。京都・神戸間は直線距離で約70㎞。道も履物も悪い状況です。現代では想像できませんが、歩き方も現代人とは違っていたようです。

「毎日ウォーキングしているから大丈夫」と思っている中高年が高齢になり入院してくると、まったく歩けなくなります。やるなら、もう少しだけ頑張って「歩く以上のこと」をする必要があります。人間ははいはいし、立ち、歩き、走ります。歩くのではなく、その次の段階、つまり走ればいいのです。走れるからだを目指しましょう。

無理に睡眠時間を作る必要はない

日本人は睡眠時間が少ないと言われています。極端な話、睡眠薬を飲んで無理やり寝ようとしている人もいます。患者さんからも「5時間では短いから2時間足すために薬を飲んだほうがいいですか?」と聞かれます。しかし、みなさん考えてください。赤ちゃんは寝るのが仕事です。大人になったら仕事が忙しくて寝ている場合ではない人がたくさんいます。しかも、言い方は悪いですが、高齢者になったあとはみんな「永遠に眠る」のです。寝たきり状態も一定期間あるでしょう。その機会は私にもおしなべてやって来ます。そのときまで、寝るのはちょっと置いておいてもよいのではないでしょうか。ショートスリーパーでもよいかと思います。

たとえば、眠れない患者さんに無理して寝る必要はないと言うと「ええ?」と驚かれます。睡眠でいえば、寝なくてもいい人もいるし、寝たほうがいい人がいるのも事実です。ではなぜ眠れないかというと、疲れていないからです。疲れてもいないのに寝るのは難しいものです。それなら、運動して体が疲れたから眠るというほうがずっと良い眠りです。また、生活のリズムを変えてみることもおすすめです。今まではそうだったという歴史は大事なのですが、健康な未来がその上に成り立っていないとしたら、柔軟に考えを変えていただきたいと思います。

健康になるために求められるものは人によって違います。Aというやり方だけではなくプランBもプランCだってあります。ひとつのやり方に固執するより、ちょっとやってみてダメだったら、変えてみると結構良かったということもあります。成功が実感できれば続いていくので、チャレンジしていくことは、いくつになっても必要です。

睡眠について、もうひとつお話ししたいことは、今「パワーナップ」と言って、15

〜30分程度の短い昼寝をしましょうと提唱されているものがあります。集中力は必ず落ちるので、それならば仮眠したほうが、かえってスッキリして集中して仕事ができるというものです。「仕事中に寝るなんてもってのほか」という日本的な考え方がありますが、逆に「15分寝てきます」ということが普通になったほうが仕事のパフォーマンスは上がると思います。

仮眠のメソッドはまだ確立されていませんが、いろいろな人が提唱しています。そういう動きも含めて、健康ビジネスが今後、職場や家庭に浸透していくと良いと思います。私達医師も、リモート診療がある世の中になっていくでしょう。リモート環境でも、体を動かしたり、手入れをしていくことの助けになる方法が多くなっていくと思います。

何を、どれだけ、食べるかを意識すること

一般的に糖尿病になると、10年寿命が短くなると言われています。運動しないで食べてばかりいたら誰でもそうなります。健康を語るうえで食事と運動は重要な部分に違いありません。よく言われているのは「健康五箇条」＝「食べる」「飲む」「睡眠」「運動」「排泄」。大阪人は、よく「笑う」もつけ加えます。笑ったほうが免疫力が上がるという要素もあるでしょう。そのうち、毎日必ずやらなくてはいけないのは、「食べる」「飲む」ことです。何を、どれだけ、食べるかを意識することが大切になります。

私のクリニックにもダイエット相談で来られる患者さんがいらっしゃいます。「コロナ禍で体重が増えました。膝も痛くなってダイエットを考えています。でも、なかなか減らない」という患者さんの声を毎日のように聞きます。どうしたら良いでしょう

か。シンプルに食べないことです。断食すれば、水でも何でも口にするものすべて美味しく感じます。美味しく食べようと思うのなら、食べないほうが良いのです。

要は、枯渇させたほうが絶対、水でも美味しいし、本来の味がわかります。医師としてあまりおすすめはできないのですが、朝昼夕3食のうちのどこをカットしたらいいかといえば夕食です。

「腹八分目で医者いらず」という言葉があります。たしかに満腹にしないほうが良いと思います。食べ放題のお店に行くと、やはり満腹になるまで食べてしまうのは仕方のないことかもしれませんが、それ以外のシーンでは、毎日ご馳走というより「粗食」のほうが良いと考えます。成長期の若者は、いくら食べても消化していけます。対して中高年は、徐々に量が食べられなくなっていきます。要は「食べ物の質」にこだわることも一考かと。

また、食べ過ぎたと思ったら「ちょっと運動しておこうか」と体をケアしてあげればいいし、「今日はよく食べたから明日は少し量を減らそう」でも大丈夫だと思います。何事もバランスが大切です。

いちど断食してみたらどうですか

むかしでいうハングリーな人が減ったように思います。世の中が豊かになったので、精神的にもハングリーではなくなってしまいました。努力しなくても、お腹がいっぱいになる時代になりました。何でも食べられる幸せな時代でしょうが、食べられなかった食品の3割ぐらいは廃棄されてしまっている現状です。飽食の時代に、我々は何をやればいいかといえば、ちょっとした「断食」をしたほうが、体も味覚も違ってくると思います。

健康管理するときに、21時や22時にお酒を飲んでお腹いっぱい食べるのが体に良いはずはありません。明らかにおすすめしません。ならば、晩にたくさん食べるのではなく、朝いっぱい食べたらいいのです。生活習慣を見直すためにも、いちどプチ断食してみるのはいかがでしょうか。「空腹は最高の調味料」と言います。あえて空腹時間を作らないと、食べ物の良し悪しや美味しさに気づけないこともあるでしょう。

ただ、食べ物で気をつけてほしいのは、外食産業など作り手側のことです。要は、病《や》みつきになるよう、味にインパクトを与えています。美味しいものは病みつきになり、食べる頻度がエスカレートしていったり、辛さが2倍3倍になり5倍になっていきます。そのほうが、商売としては繁盛するのです。味にパンチがきいたほうがインプレッションとして残るのは間違いありませんが、体のことを考えたら、やめておいたほうがいいでしょう。

最近、コロナ禍での自粛生活のなかで、家でお酒を飲むことが増えたためか、肝炎やアルコール依存症になる人が増えたというニュースが流れました。おそらく当事者は、アルコールの量が徐々に増えていることに気づいていません。家族が気づいて、私に「先生、なんとか言ってください」と頼まれることがあります。

たしかに、リモートワークになると、朝からお酒を飲んでいても周りにはわかりませんし、ついつい酒量は増えます。ただ、本人はそれを言われることをすごく嫌がります。ですから、「この程度の酒量までにしたほうがいいですよ」と柔らかく諭したり、「断酒しなくても、これくらいに減らしたらどうですか」と言っています。

大きな意味でいうと、それで最終的に幸せになるのかという点です。その生活で本人は満足なのか、そうでなければ、今のうちに、お酒にしても、少しずつ飲んだほうがずっと美味しいと話しています。

いつでもそばにあるからと、お菓子をずっと食べている人もいますが、一旦我慢して、一週間後に食べたほうが美味しさを感じる度合いは高いのではと話しています。

カラダのトリセツ

16時間ダイエットで私は10キロやせました

生活習慣病の患者さんに「先生はそんなにやせていないのに、私にはやせろと言うのか」と言われて、「それじゃあ一緒にダイエットをしましょう」と、売り言葉に買い言葉で始めたダイエットですが、私は10キロほどやせることに成功しました。

具体的な方法とは、「16時間ダイエット」です。私の場合、7時に朝食を食べ、

15時に昼食を食べると、それ以降は翌日の朝まで食べないのです。16時間以上は食べない時間を作りました。水は飲んでもいい。そうすると1日2食になります。要は、体重を減らす時間が必要なのです。3食とると減っていく時間がありません。日本人は、夕食をたくさん食べるので、それを抜けば確実にやせます。

きっちり朝を食べるというのが、むかしの日本人の生活習慣だったのです。たとえば、建築業の方は朝たくさん食べます。食べないと働けないからです。やせている人は夕食にお酒を飲んで寝るだけという人も。

調べたら日本人が世界で一番、夜中に夕食を食べているのです。どうしてそうなったかといえば、夜遅くまで店が開いているからです。農業国だった日本が、兼業農家になり、高度成長期からは、残業するようになりました。残業が終わってから夕食を食べるので、深夜まで開店しているお店が必要だったのです。

居酒屋という、食べて飲める場所も日本独特の店舗だと思います。海外では、その時間に開いている店はバーやパブが主流です。極論ですが、コロナ禍で飲食店に時短要請があり、20時ごろに一斉閉店していましたが、あれを続けたら健康には良かったのかもと思います。

第7章

健美長寿への、実践方法のテクニックを伝える

- 自分に必要な運動を見極め、それを実践するテクニックを学ぶ

足腰を鍛える王道はスクワット

足腰を鍛える一番の方法は「キングオブトレーニング」のスクワットです。多くのアスリートが、たった一個しかトレーニングできないとしたら何を選ぶかといえば、90％がスクワットを選ぶほどメジャーだということです。全身トレーニングの基本的種目「ＢＩＧ３」のひとつです（他は、ベンチプレス、デッドリフト）。

スクワットは直立した状態から膝関節の屈曲・伸展を繰り返す運動で、主に大腿四頭筋・下腿三頭筋・大臀筋・中臀筋の筋力をアップさせるトレーニングです。それ以外のトレーニングは、いわば補助みたいなもので、要は「足腰を鍛えろ」ということです。

野生動物は足をやられてしまうと、ほぼ死に直結します。人間も動物である限り、歩けなくなると死が近づくことを本能的に知っているのです。ですから人は、歩けなくなることを怖れます。想像するのですら怖い。だから「下半身（足腰）を鍛える」と良いのです。

単純に歩けばいいということではありません。歩ける人が歩く運動をする必要はありません。足し算ができる人は足し算ばかりやらなくていいように、掛け算や引き算や割り算、いろいろなことをしたほうが幅も広がります。若くて歩ける人がウォーキングに固執するより、水泳や自転車、スクワットをするほうがずっと効果的です。「少しですけれど　走れます80歳」を目指しましょう。走ることで、掛け捨ての運動ではなく体への「貯筋（金）」にもつながります。

カラダのトリセツ

「気をつけ」は良い姿勢ではない

良い姿勢とは何でしょうか？　まず「気をつけ」をイメージされる方が多いのではないでしょうか。「気をつけ」は、軍隊・警察・学校では上官や教師に対する敬意や、集団の規律を表す世界共通のボディーランゲージとなっているので、確かに上官や教師にとっては良い姿勢であるのかもしれません。

しかし、「気をつけ」をしては動くことができなくなります。言い換えれば無抵抗を象徴するものです。

その他に、背筋を伸ばす・胸を張るなどをイメージされる方も多いと思われます。でも、それは良い姿勢なのでしょうか？

学校、職場、写真館――それぞれの場面での良い姿勢は違うと思われます。言い換えればひとつだけではないということです。では良い姿勢とは……、私が考える良い姿勢とは自分にとっての良い姿勢です。

それは、息を吸いやすい姿勢です。私たちは生まれてから、文字通り息を引き取るまで呼吸し続けます。止めることはないのです。

長い息は、長生きに通じます。気をつけ、あるいは背筋を伸ばしたり、胸を張って深呼吸してみてください。しっかり息が吸えないと思います。息がちゃんと吸えない姿勢は正しいものと言えません。

武道では自然体という姿勢があります。自然体とは気負いのない自然な態度とあります。息が吸いやすいことは、最低必要条件ではないでしょうか。

運動の基本は走ること続けましょう!

ウォーミングアップを行った後には、走ってみてください。運動の基本は、歩くではなく走るです。走れる80歳を目指しましょう!

フィットネスクラブやジムにあるランニングマシンでもよいです。10分や20分、少し息を弾ませて走ってみてください。そうするともう少し走ってみようかなとなると思います。

どういった順番で運動するのでもよいのですが、体を少しでも向上させるには、ある程度は心拍数を上げて有酸素運動をするということが医学的に推奨されます。ただし、頑張りすぎて息が上がってしまうと無酸素運動になってしまうので注意が必要です。記録に挑戦するアスリートは別として、みなさんの健康というバロメーターに貢献するためには、無理せず毎日続けることが大切です。歩いて心拍数が上がるかというと、それほど上がらないものです。

あるテレビ番組で知ったのですが、四国にものすごく走る方がいます。１日に約１４０㎞走るといいます。１００㎞マラソンでは四国でダントツ１位なのですが、彼のすごいところは、１００㎞走った後に、また１００㎞走って帰るそうです。

そして一番驚いたのは、彼の仕事は工場勤務で、フルタイムで働いてらっしゃるうえで走っていることです。余暇や仕事以外の時間に毎日１４０㎞走っているというのです。「しんどくないですか？」と、聞かれると「しんどくないです」と言うのだそうです。

世の中には驚くべき人がいます。しかし、考えてみればむかしは飛脚もいたので不思議ではありません。速い飛脚は50里（２００㎞）走れたそうです。そういう方なら十分可能です。運動の定義は個人差があることは確かです。個々に最適の運動量を探る必要性はあります。でも、一番大切なのは、毎日続けることです。継続は力なり。

カラダのトリセツ

ちゃんと立つと体は開放されます

「ちゃんと立つ」と聞いて、どのように思われますか。

みなさんは、ちゃんと立っていらっしゃいますか。ここでいう「ちゃんと立つ」とは、骨格がキレイに並び、自由に動くことができ、自然に息ができる立ち方です。

ちゃんと立つと体は開放されます!!　この状態をレッシュ4スタンス理論では「トップ・オン・ドーム」と呼びます。TOP＝頭が、ドーム＝土踏まずの垂直線上に並ぶことをいいます。

ちゃんと立つと良い姿勢となり、良い構えとなり、良いパフォーマンスが可能となります。

また、ちゃんと立てないとバランスが取れず、呼吸もしにくくパフォーマンスは低下してしまいます。まずは「ちゃんと立つ」。そこから、ちゃんと歩く・走る・跳ぶ・泳ぐと広がっていきます。当院のリハビリテーションも、まず「ちゃんと立つ」から始めていきます。

ぜひ「ちゃんと立ってみてください」!!

楽しく患者も自身も体を動かし、健康で美しくをモットーに「健美長寿倶楽部」を開催

【健美長寿倶楽部】

地域にお住まいの方々に、いつまでも元気に美しく健康的に人生を謳歌していただきたいとの思いから定期的に健康セミナーを開催しております。

健康維持・健康管理のために大切なこととして、食事・運動・睡眠・排出・心のあり方の5つの要素が挙げられますが、これらを一つひとつケアしたりアドバイスしたりすることで、みなさまの元気な毎日を応援させていただいています。

参加者のほとんどが高齢者です。もともとは当クリニックの患者さんでリハビリを終えた「卒業生」です。リハビリが終わったら何をしたらいいのかわからないという

方に、「健美長寿倶楽部」に参加していただいています。

健康で長生きしたいと望んでいない方はいらっしゃいません。そのためには何をしたら良いのか。原点は、やはり二足歩行で正しく立つことです。立てなくなれば車椅子生活になり、さらに寝たきりに近づきます。そうならないためには、しっかりと立ち、自分の能力を生かして健康で長生きしていただきたい。

クリニックにいらした患者さんに、私は「年だから……」という言葉は使わないようにしています。患者さんから「もう年だからテニスはやめないといけませんか？」と聞かれても、「まだまだいけますよ。続けていって最高齢記録を作りましょう！」と話しています。後ろ向きの会話ではなく、老いもポジティブに考え許容することで、患者さんも「それじゃあ、やってみようかな」という気持ちになります。当クリニックと「健美長寿倶楽部」が、エネルギー発信の場になればと思っています。

クリニックの動画チャンネルでも配信しておりますが、「健美長寿倶楽部」で行っている健美長寿体操の一部を紹介していきましょう。

【健美長寿体操　肩甲骨の体操編】

まずは肩甲骨の体操をやってみましょう。

みなさんの背中には、肩甲骨の横に腕の骨である上腕骨がついています。ですから肩甲骨が動かないと手が上がらなくなります。

肩甲骨を動かすことで体を動かすときの可動域が広がりますので、ぜひ動かしてく

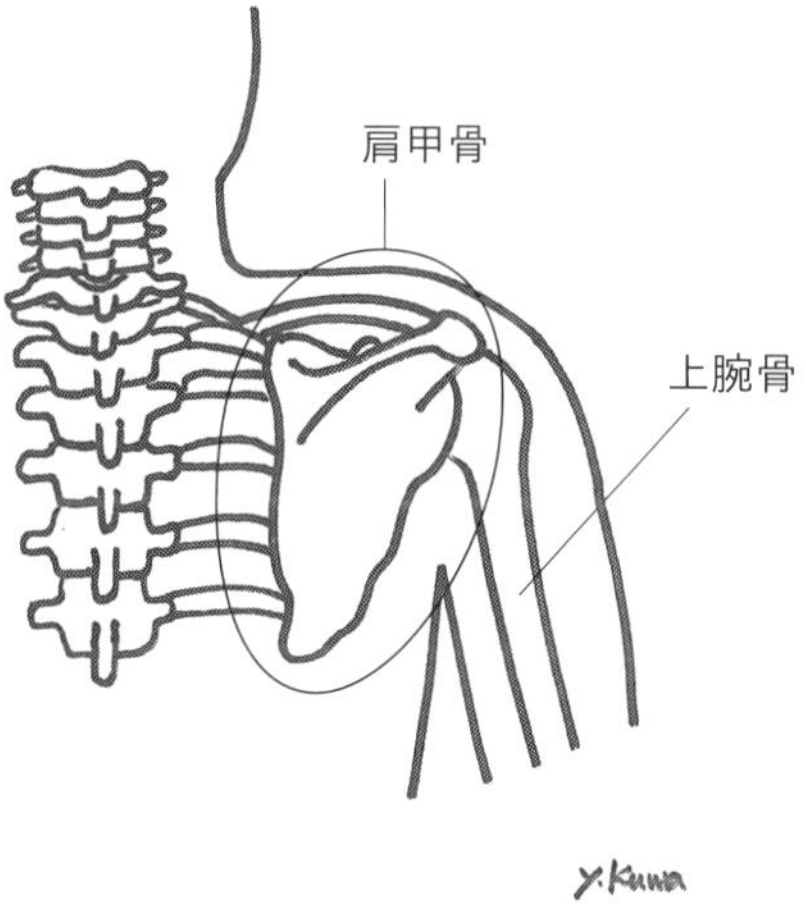

ださい。

①両手のこぶしを握り、両腕を横水平に上げて伸ばします。

②腕を回すというより肩甲骨を回すような気持ちで、両腕を少し上げるように回していきます。

③まず、前に10回、ゆっくりと回します。

④同様に、次に後ろへ10回、ゆっくりと回します。前回しをしたら、必ず後ろ回しを行いましょう。

⑤この時、下に腕が落ちないようにします。

⑥できるだけ水平をキープしましょう。両腕を水平に上げられると良いですが、無理なく自分のペースで行ってみてください。

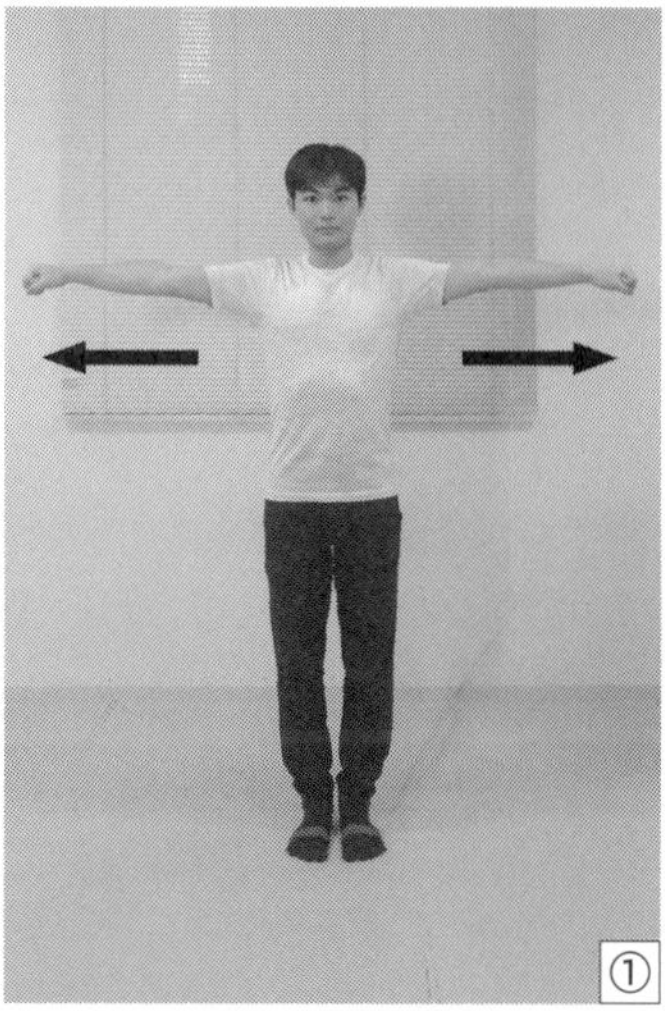
①

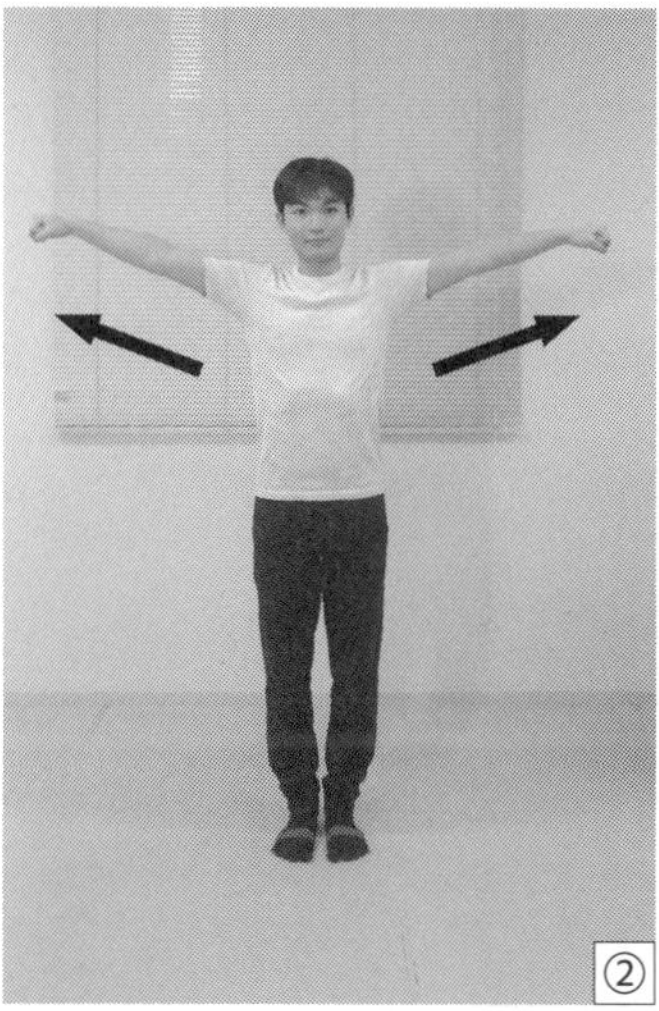
②

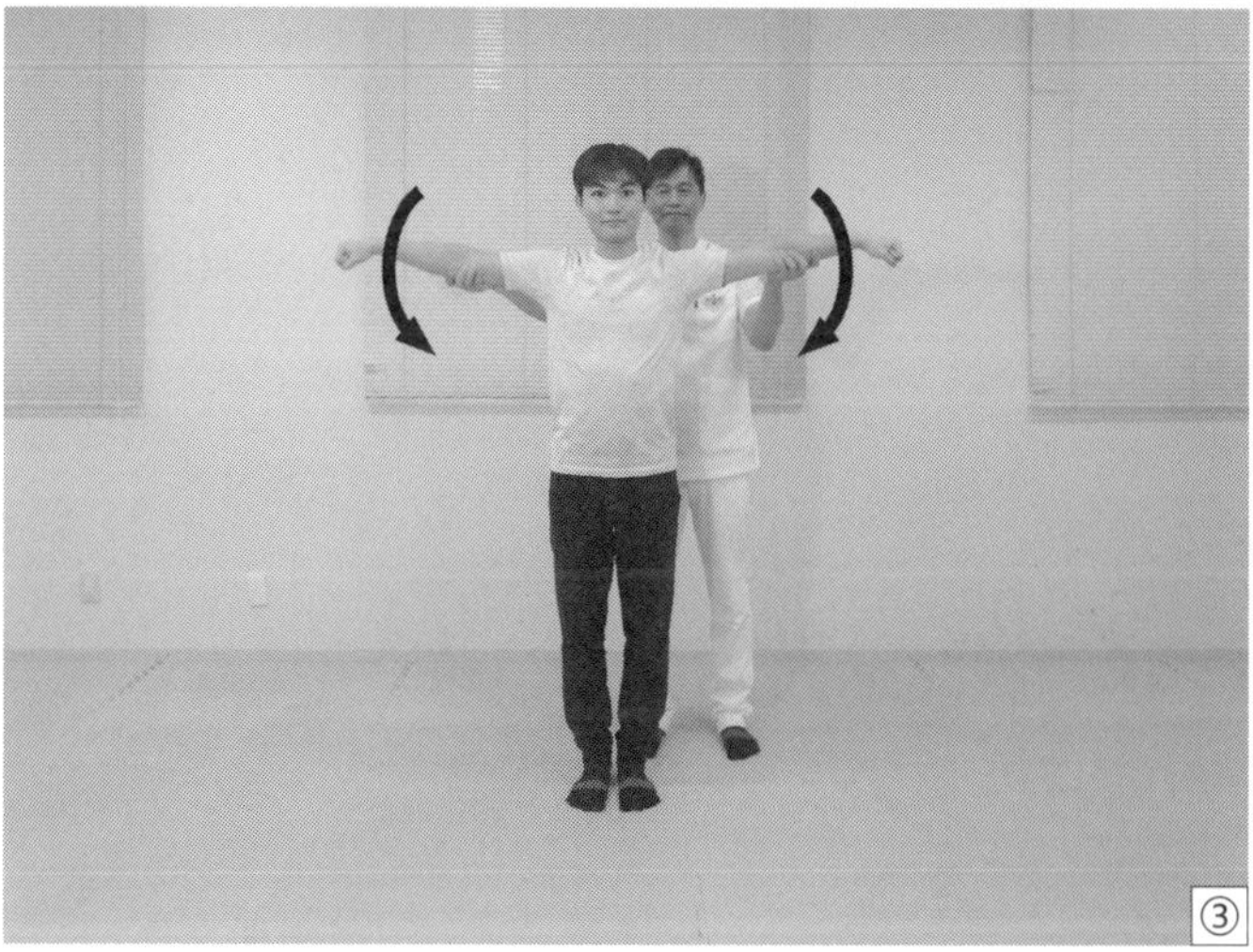
③

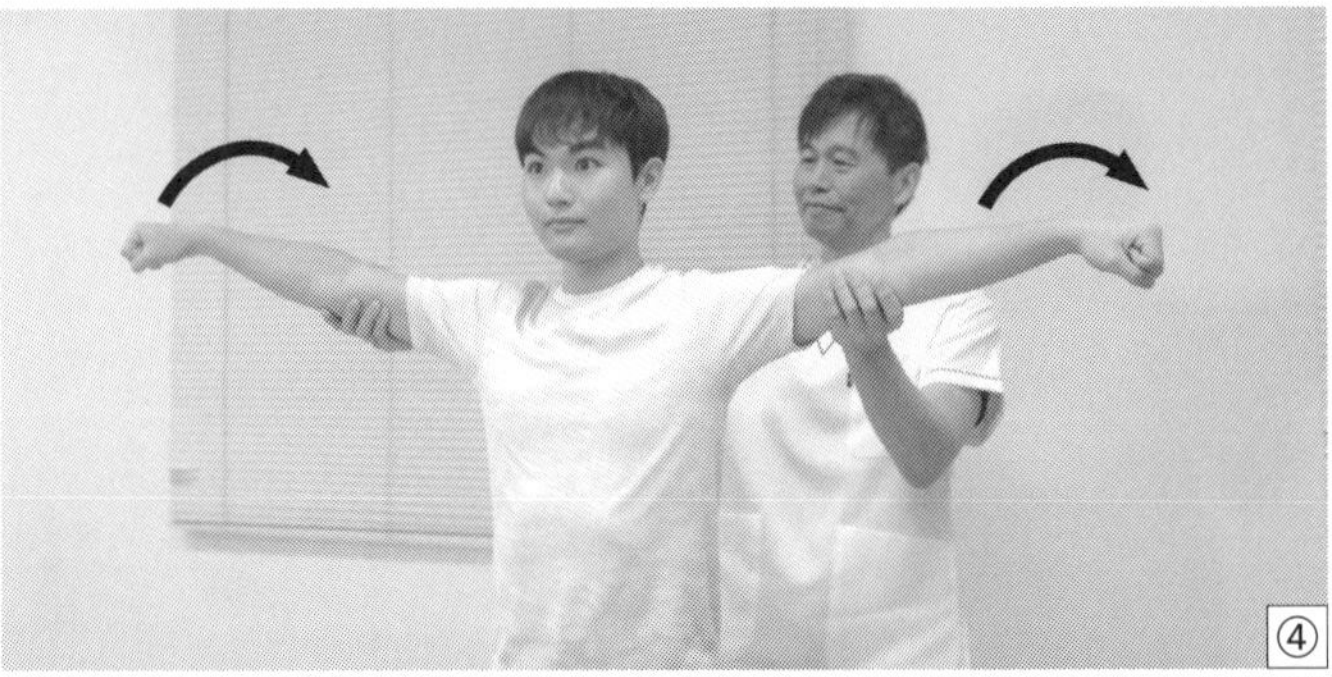
④

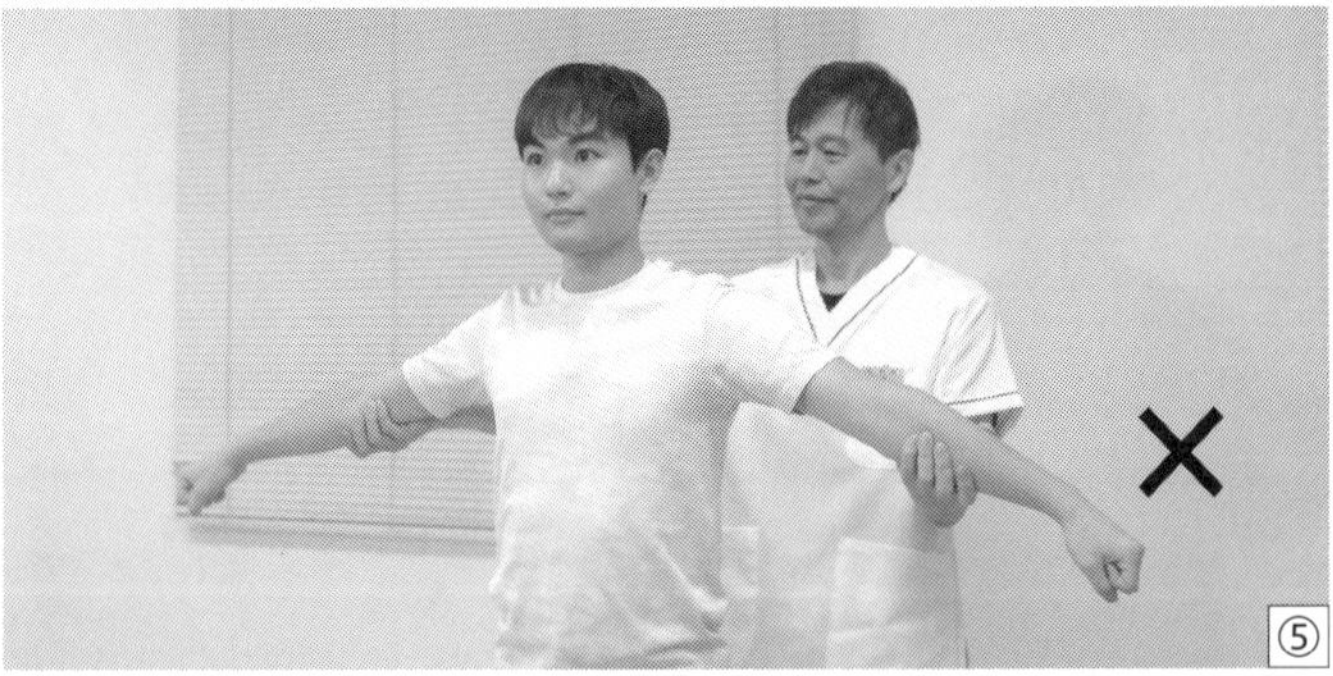
×
⑤

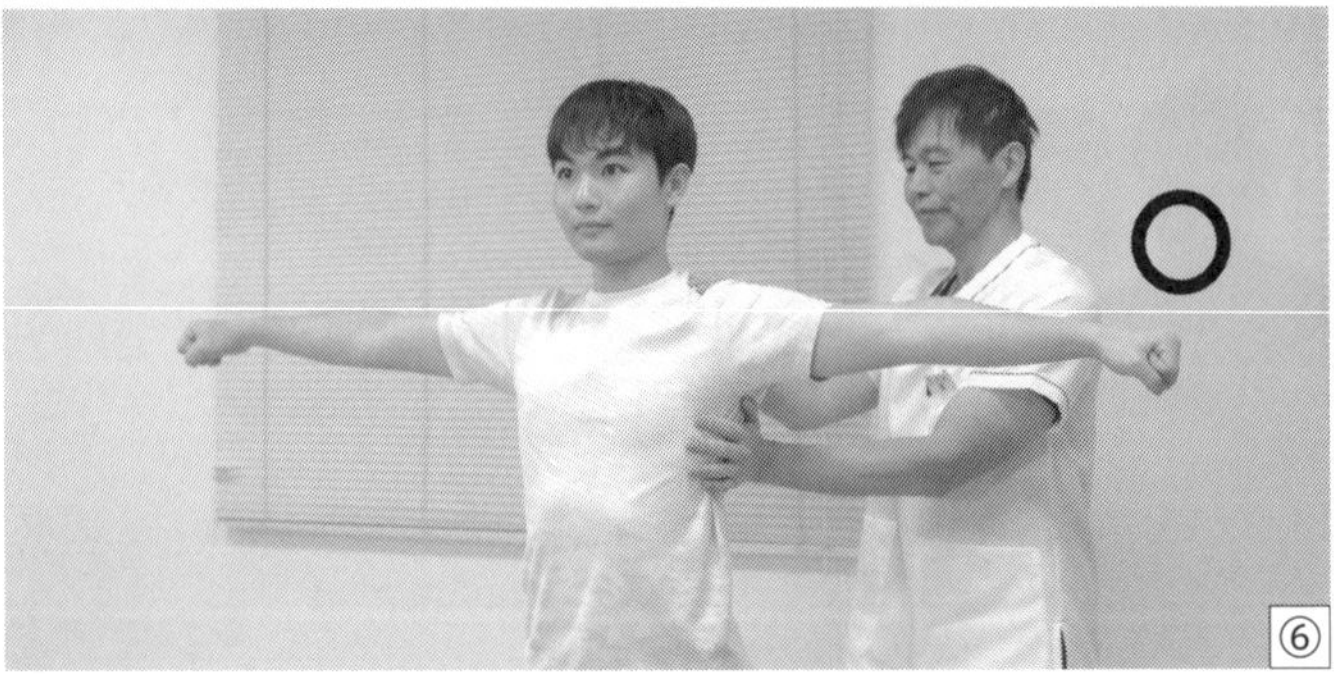
○
⑥

次は、腕の交差をしてみましょう。体の前で腕を閉めたり開いたりします。

①まず、こぶしを握って、先ほどの肩甲骨の体操と同じように腕を水平に伸ばします。

②次に、左右の腕を上手に交差させるように動かします。まずは、左腕が上に来ます。

③腕を開いて前に戻します。

④次は、右腕が上に来るよう交差します。左上、右上と、交差しながら10回行ってください。

⑤腕を開いた際は、できるだけまっすぐ、水平をキープして行いましょう。

⑥交差する際は、こぶしが脇のところまで来るよう、しっかりと動かします。そうすることで、肩の可動域が広がってきます。

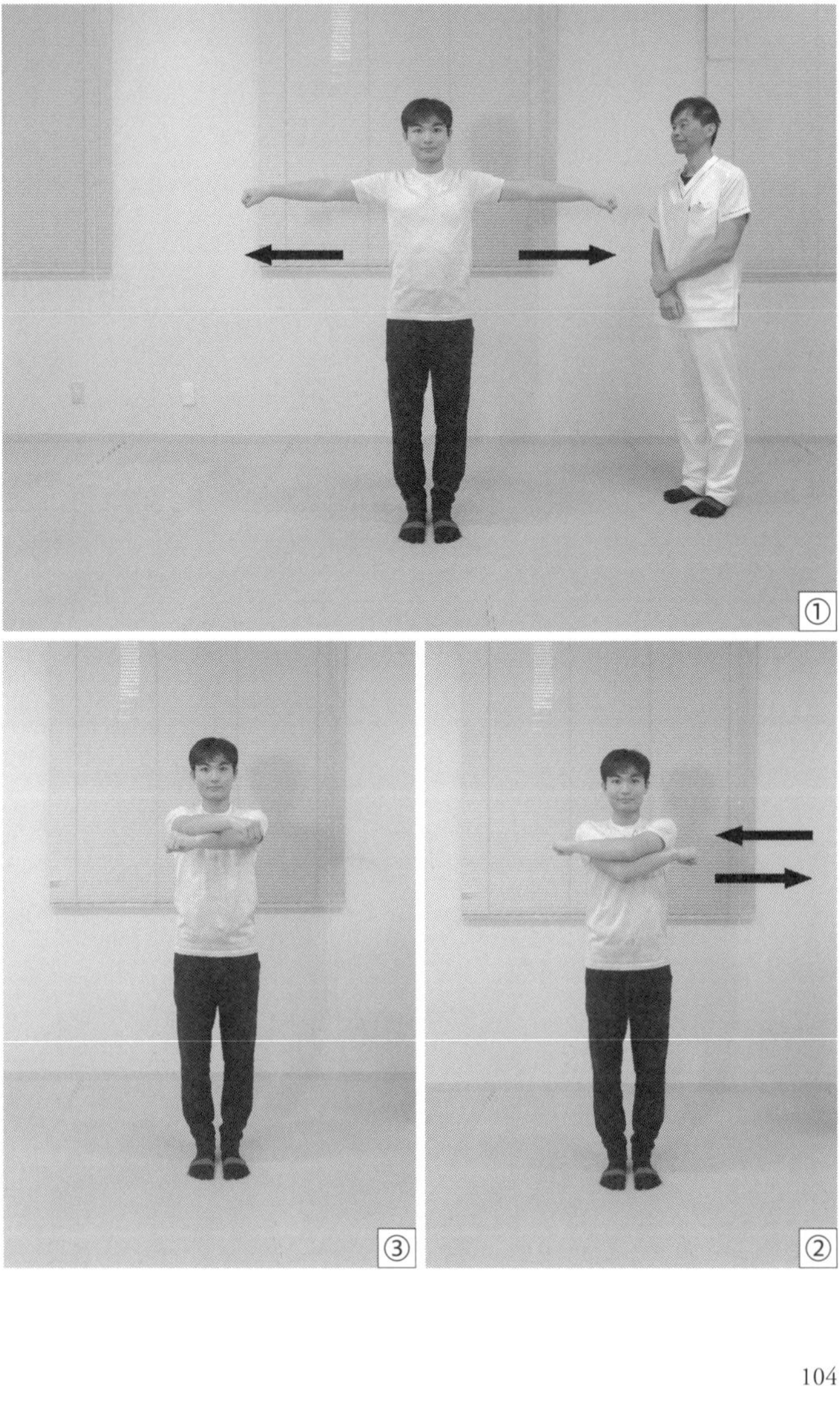
①
③
②

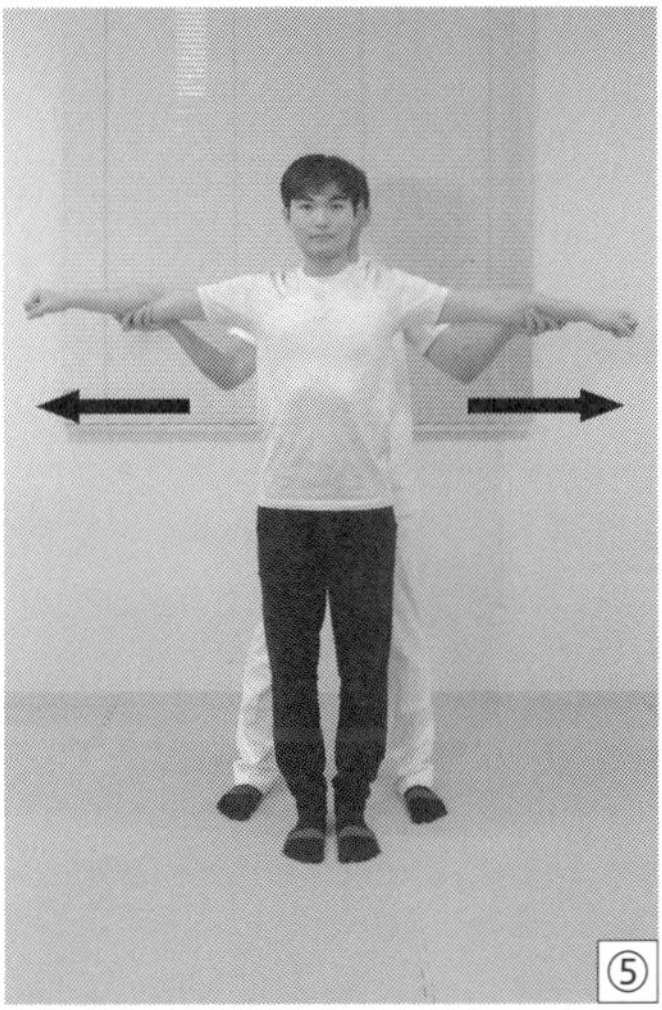
⑤

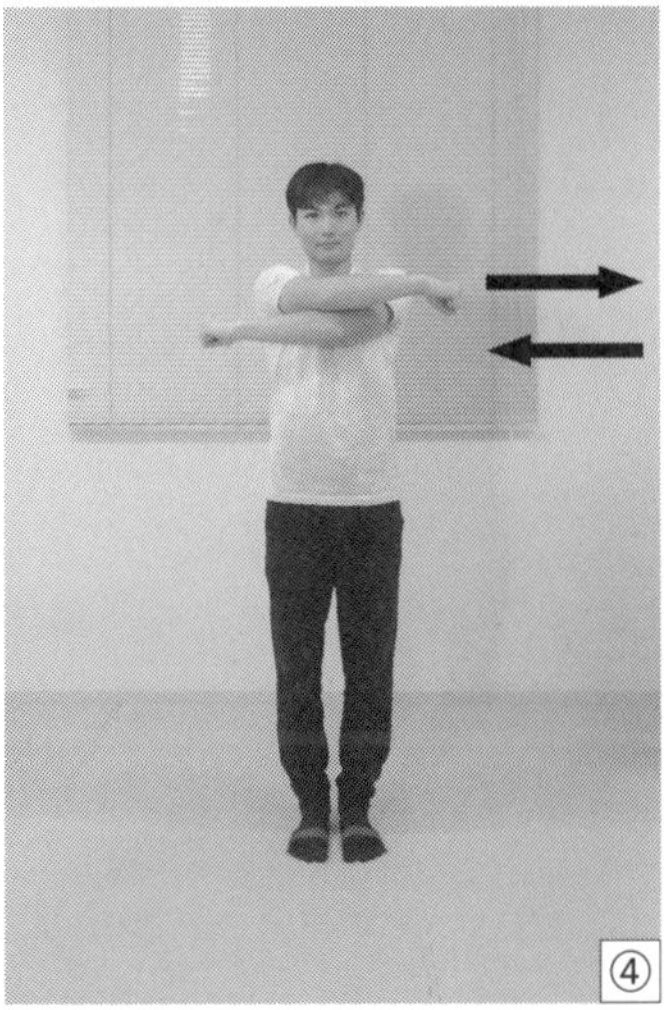
④

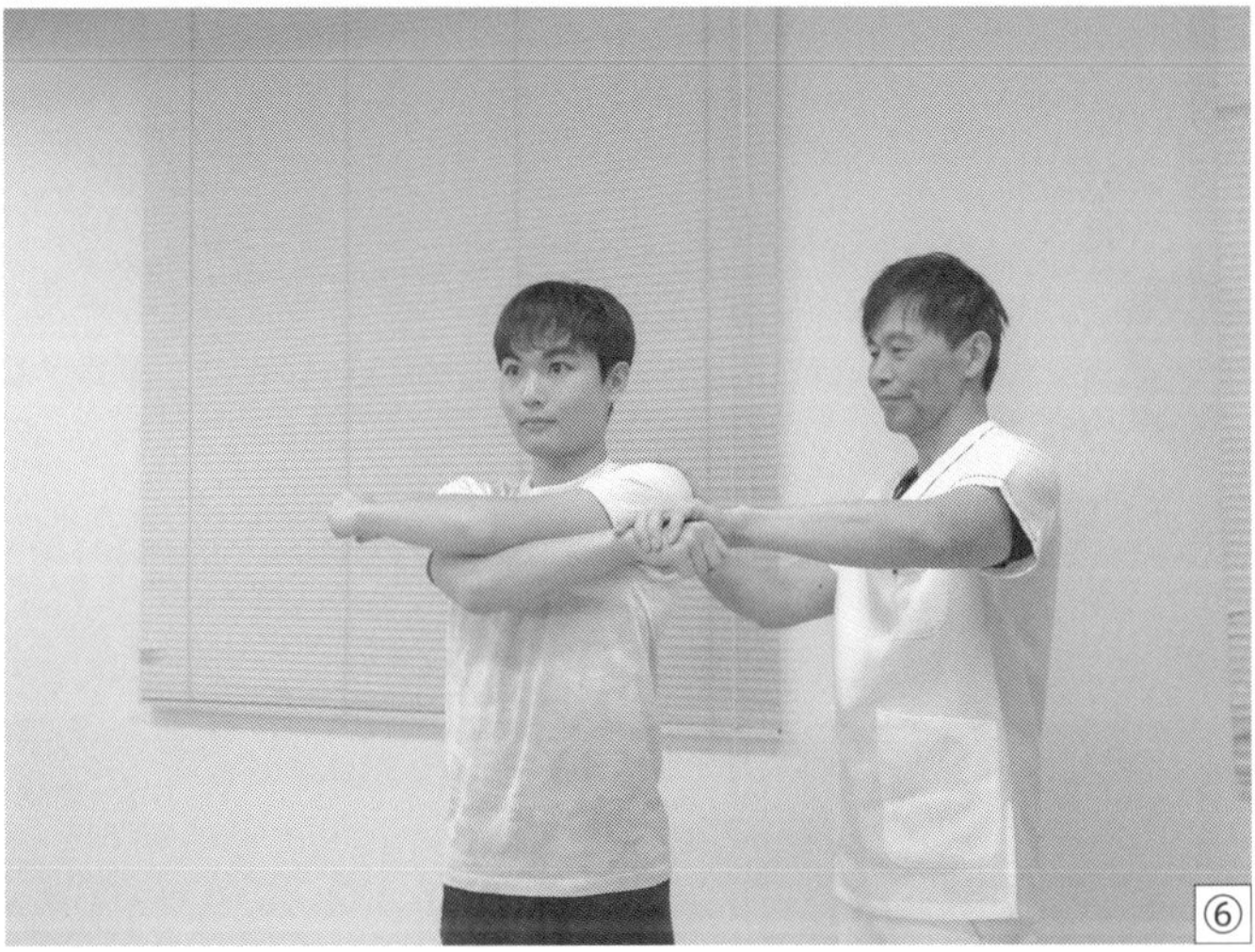
⑥

次は腕を前後に回します。

①まず、こぶしを握り腕を上に伸ばし、水泳のクロールのように前へゆっくり、10回回します。

②このとき、頭ができるだけ動かないように、無理せず行いましょう。

③今度は背泳ぎのように、後ろへゆっくり、10回回します。

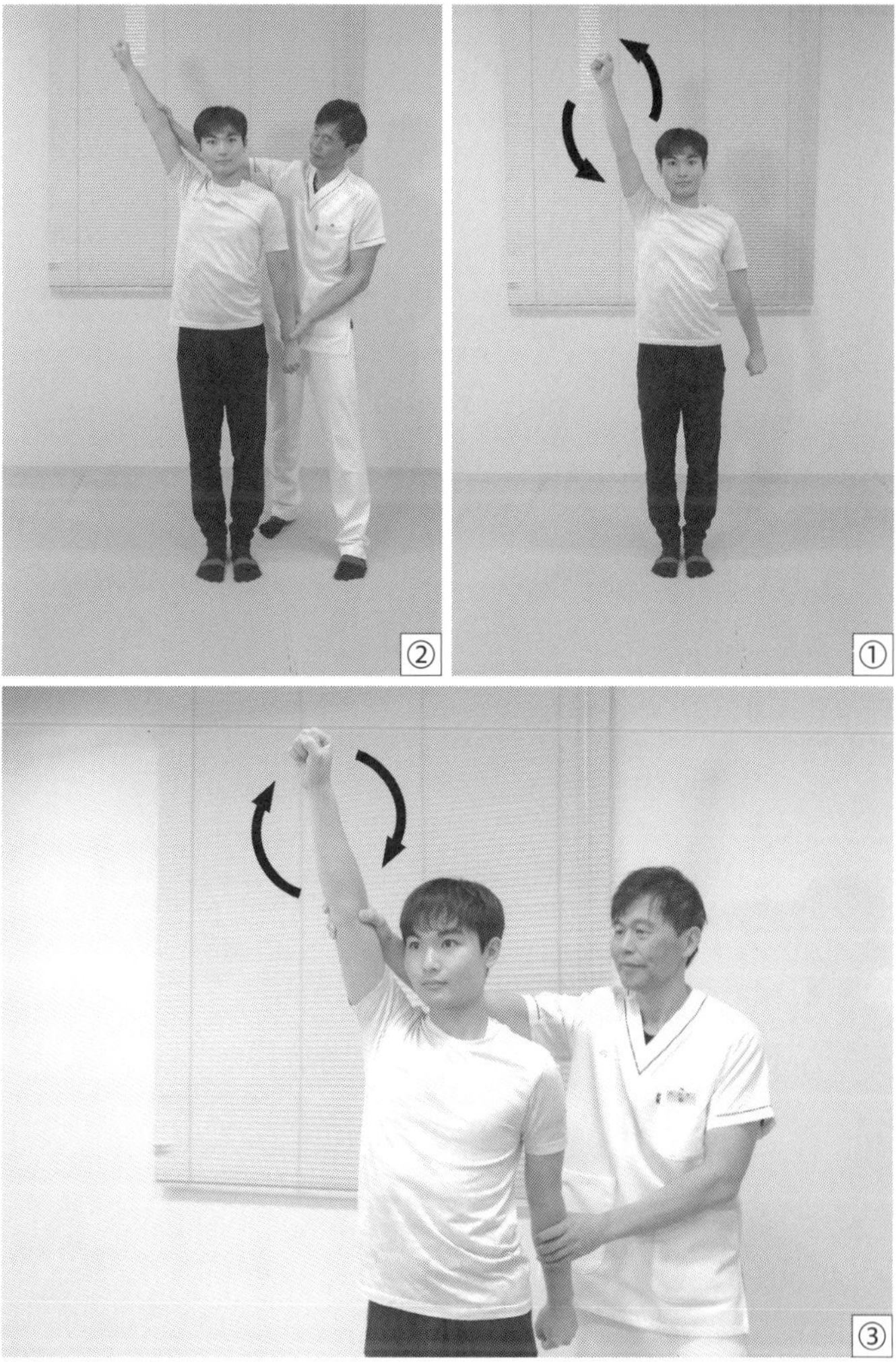
②
①
③

最後に、手を横から上げて頭上で合わせます。

①まず、こぶしを握って肩の高さで腕を構えます。このとき、背骨がまっすぐになるよう意識しましょう。

②次に、伸びをするようにひじを伸ばし、両手を上に上げます。

③再び、肩の位置まで両腕を戻しましょう。この動作を10回行います。

④肩甲骨を意識して頭上で手を合わせるだけでなく、肩甲骨を上に引き上げられるとなお良いです。

肩甲骨は、体の体幹部と腕をつなぐ重要な役割をしています。肩甲骨が動くことで体全体がスムーズに動くようになります。とかく腕だけを動かしがちですが、肩甲骨から動かすという意識を持っていただくと、もっと幅広く体が動くようになります。

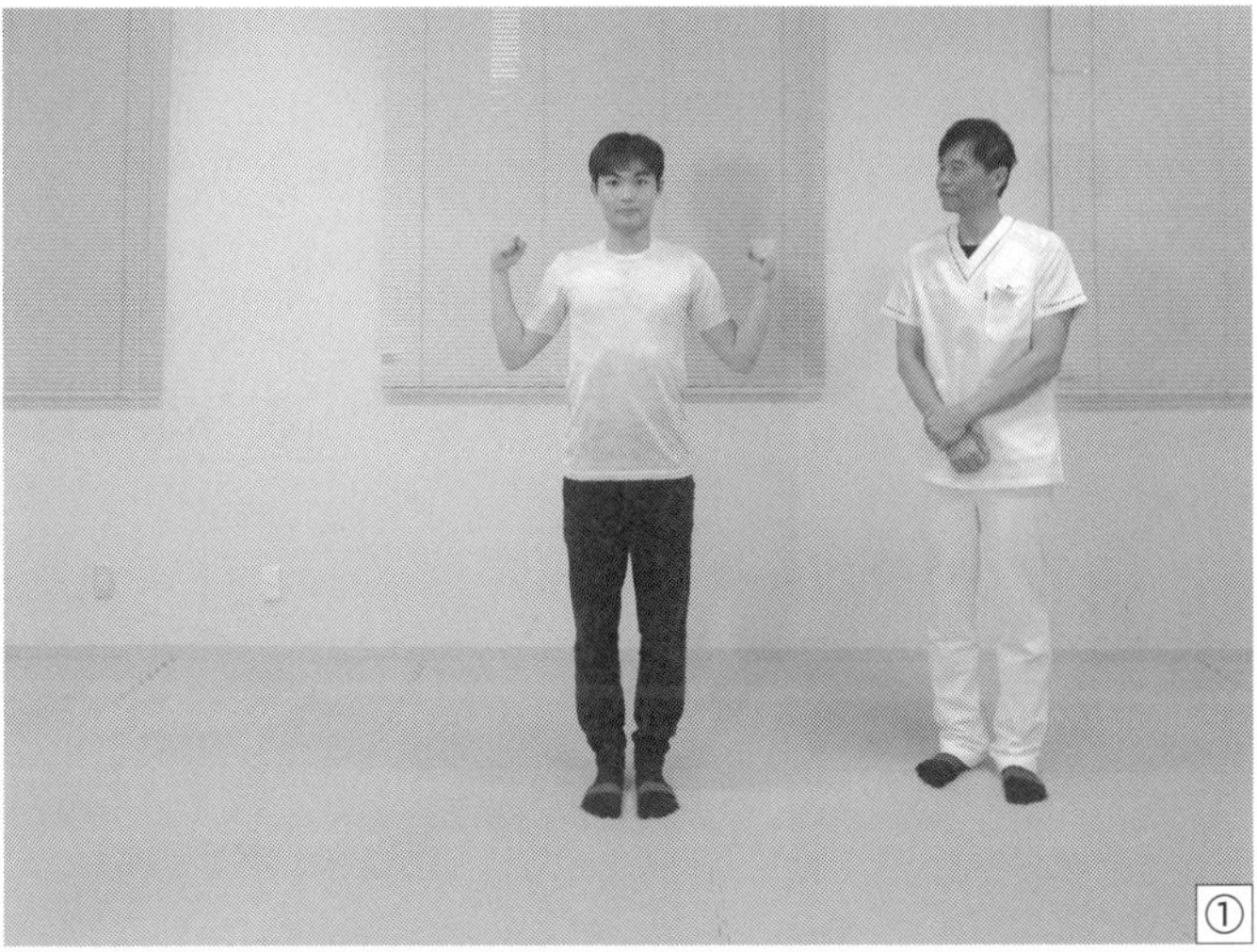
①

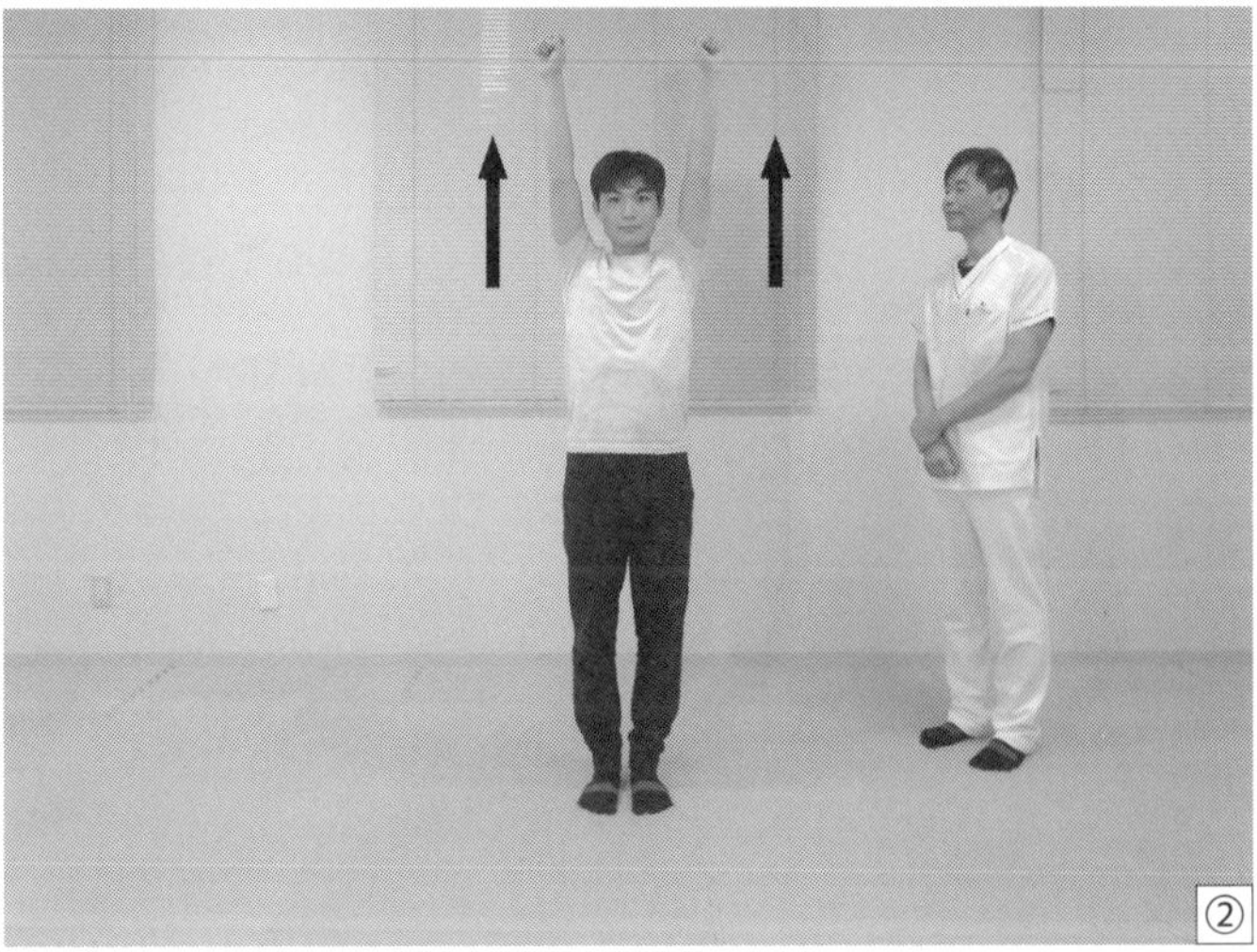
②

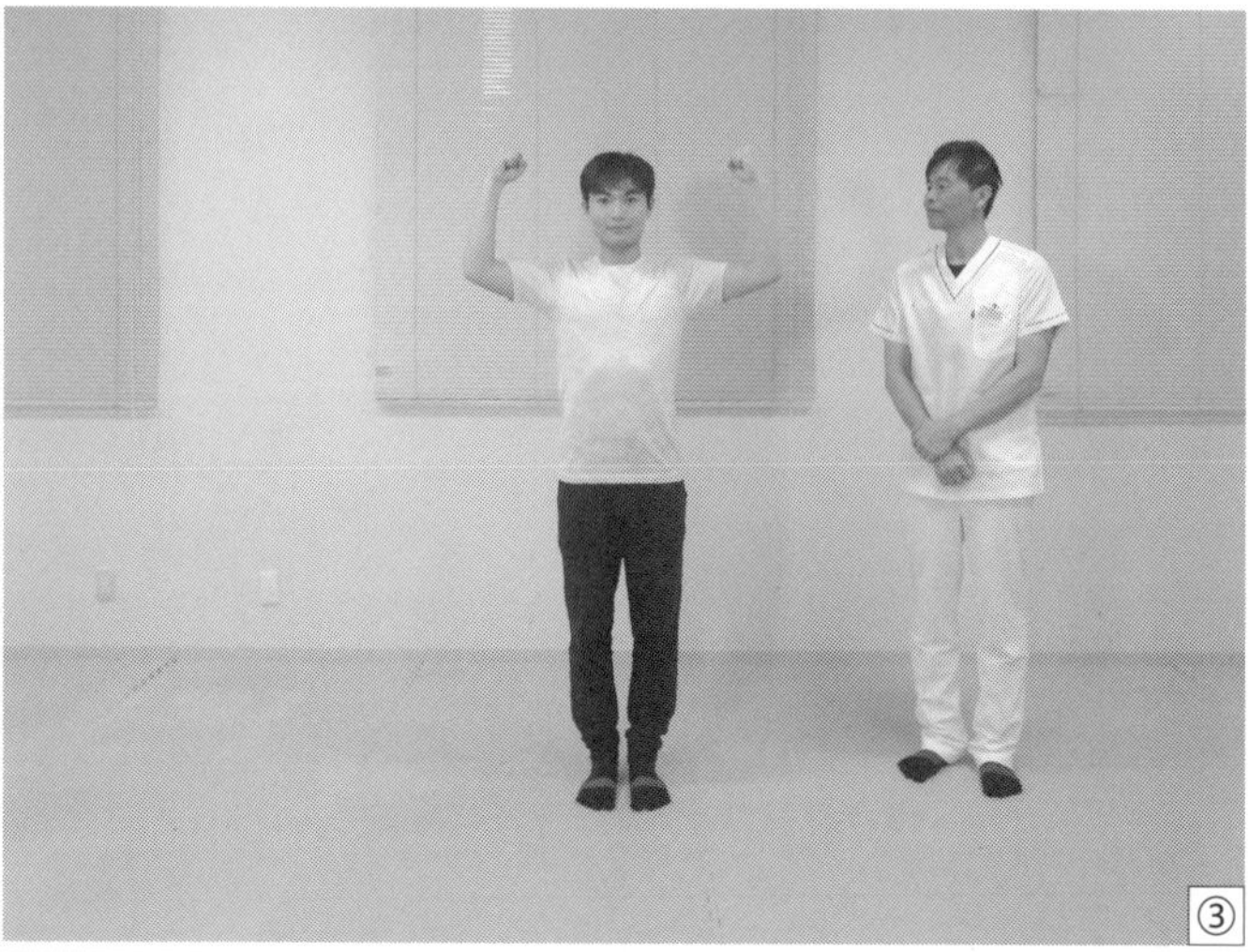

③

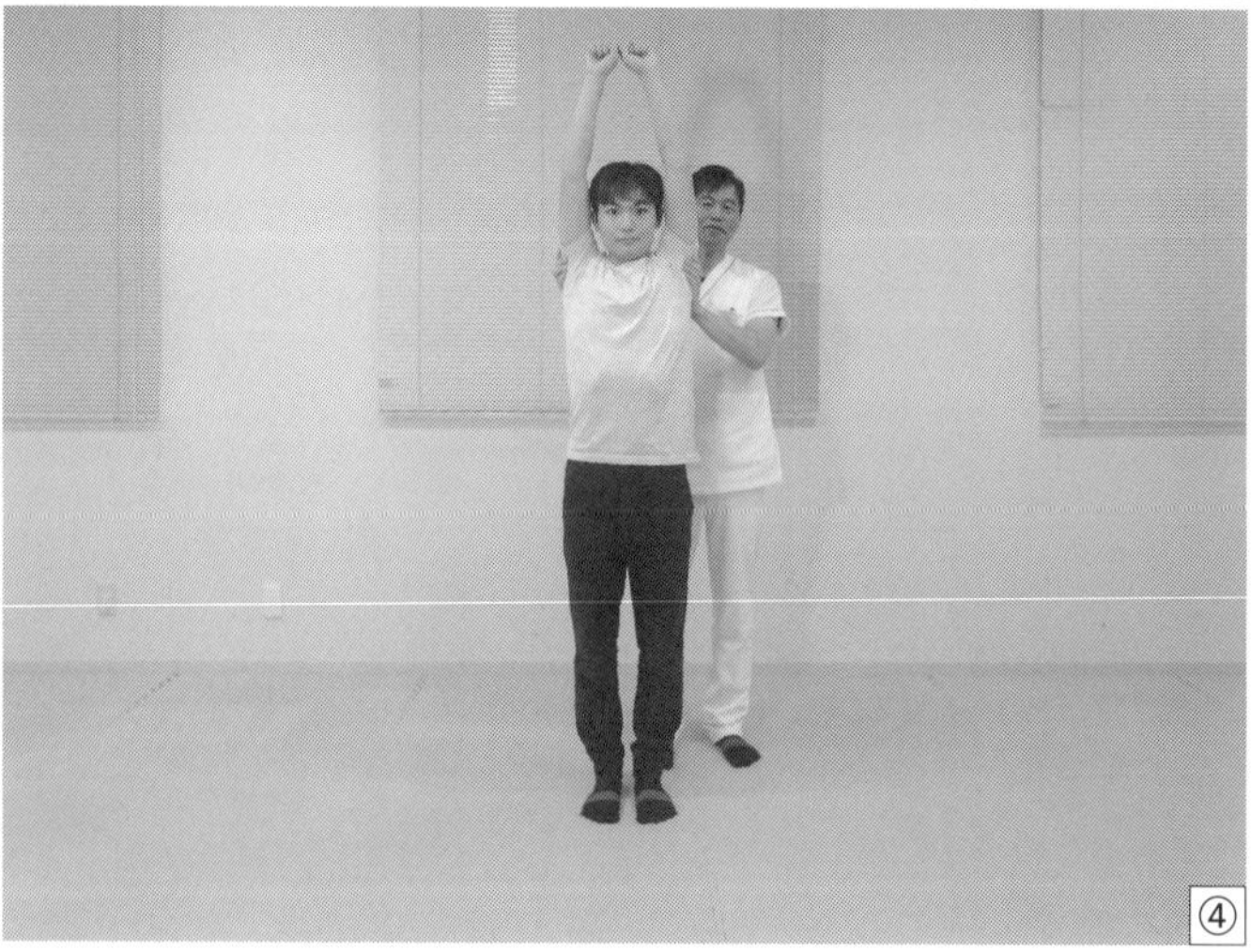

④

なかなか力が入らないときは、ペットボトルを持ったり、足腰が悪い方は椅子に座ってやっていただいて結構です。意識するのは、背中ですね。肩甲骨をできるだけ動かしましょう。

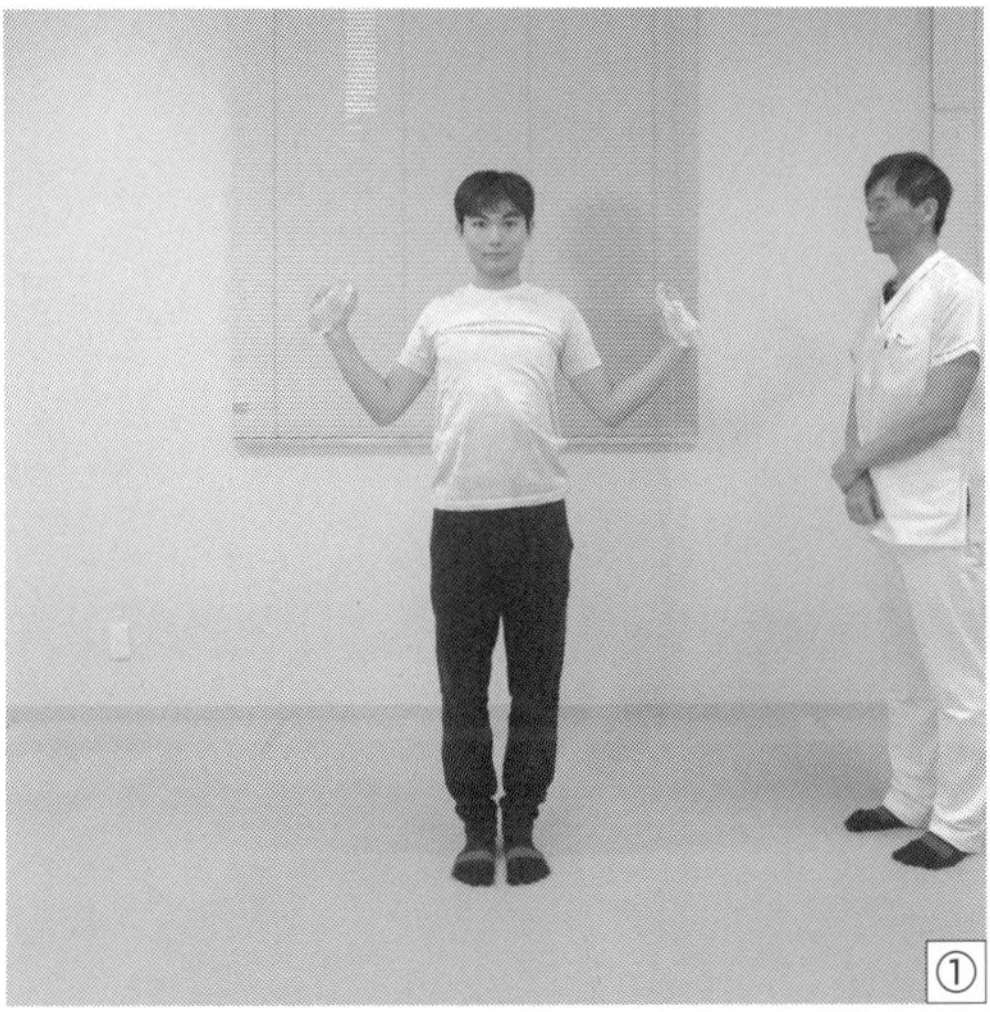

①

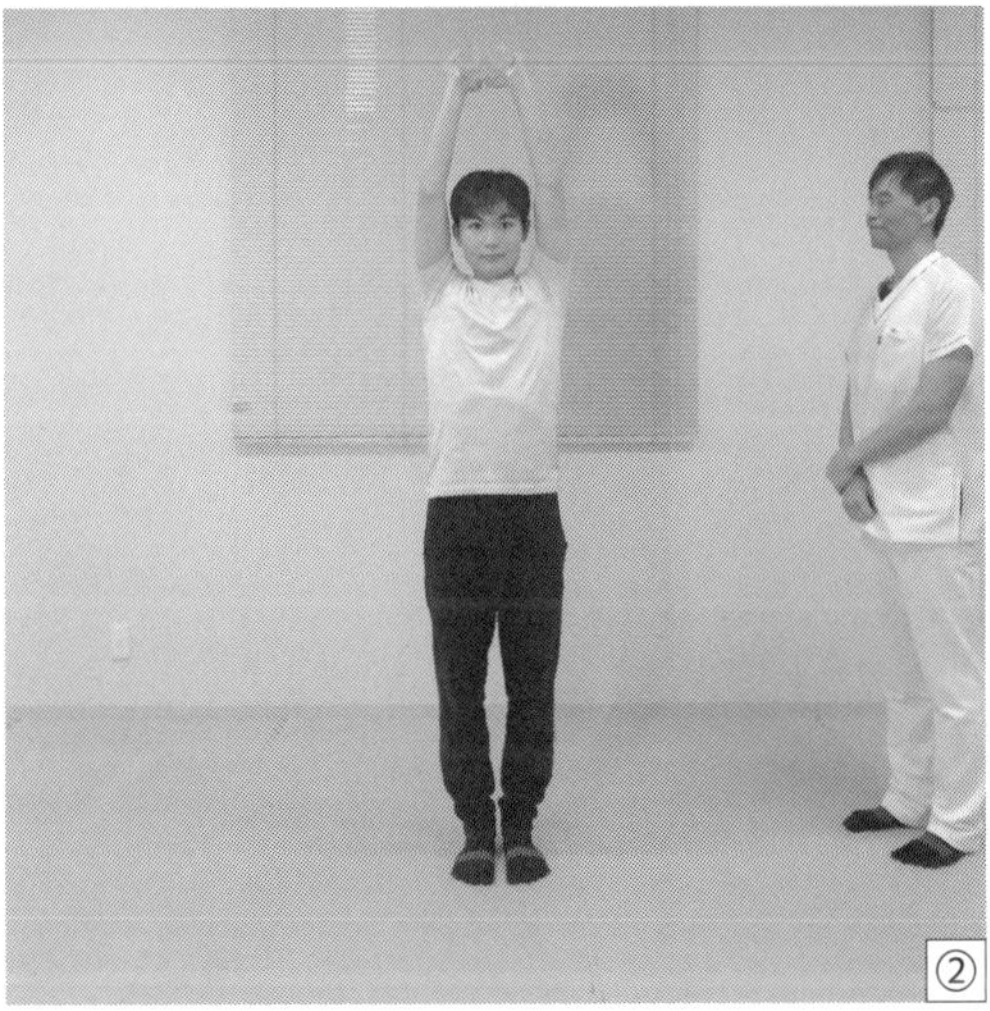

②

【健美長寿体操　股関節の体操編】

次に股関節を動かしてみましょう。

①椅子を用意し、背もたれをつかんで立ちます。

②まず、左足を内側に10回、股関節からぐるぐると回します。

③反対に、外側にも10回回します。

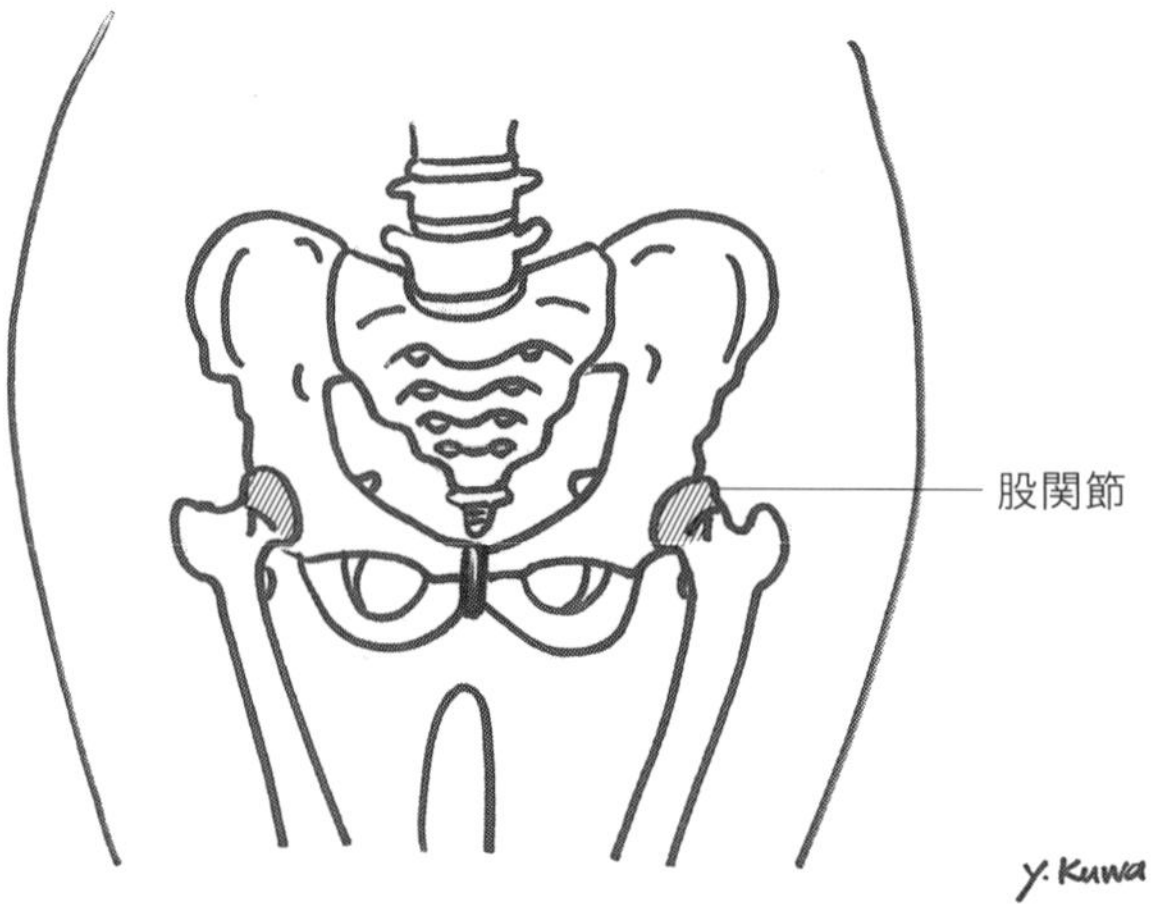

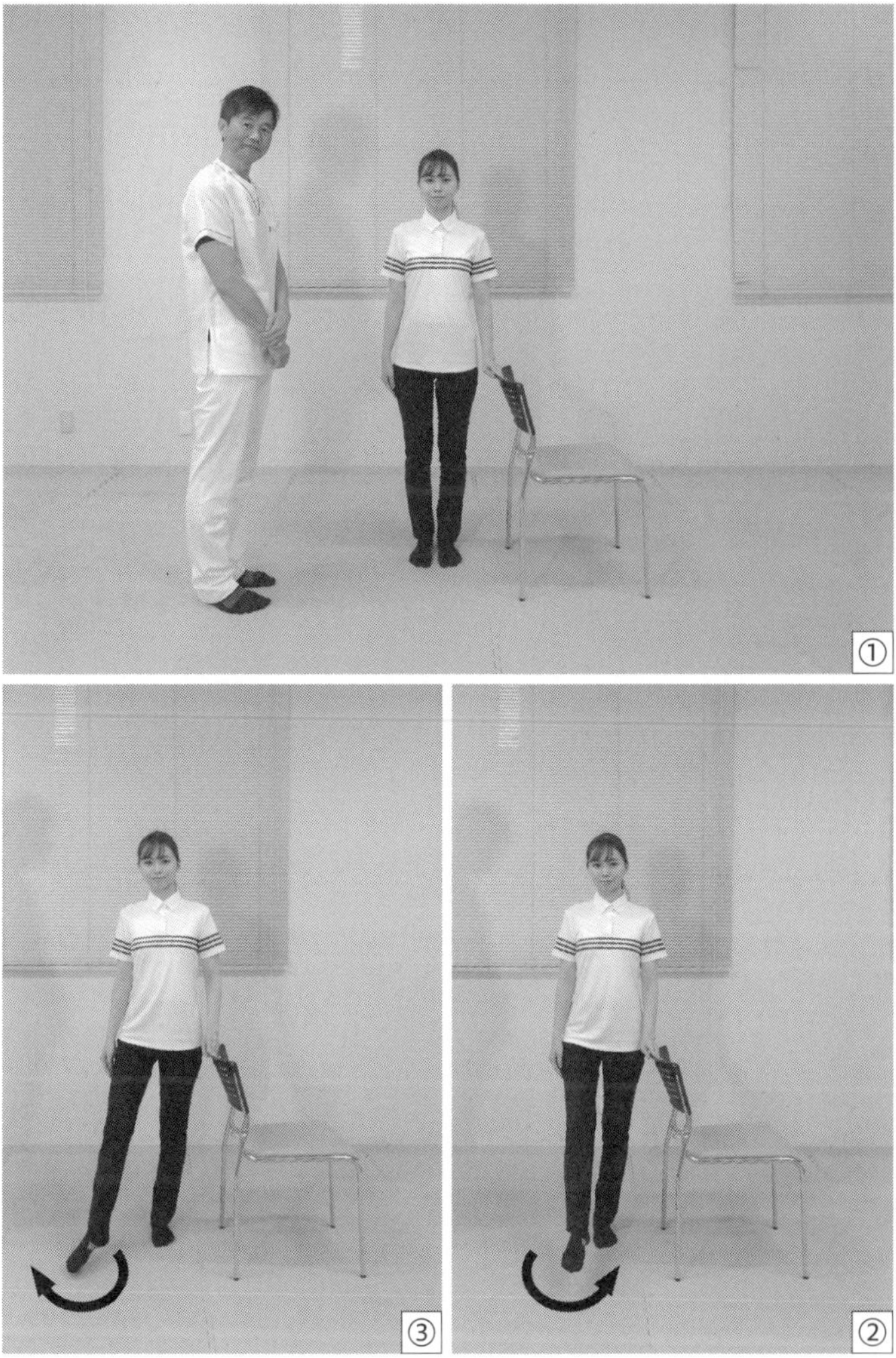
①
③
②

次は、前後に足を10回振りましょう。

①股関節部分が動くよう、意識して行ってみてください。

②まずは足を後ろへ。

③次に前へ動かします。股関節の動きを意識しましょう。

体の軸を意識して、頭ができるだけ動かないように動かしてください。

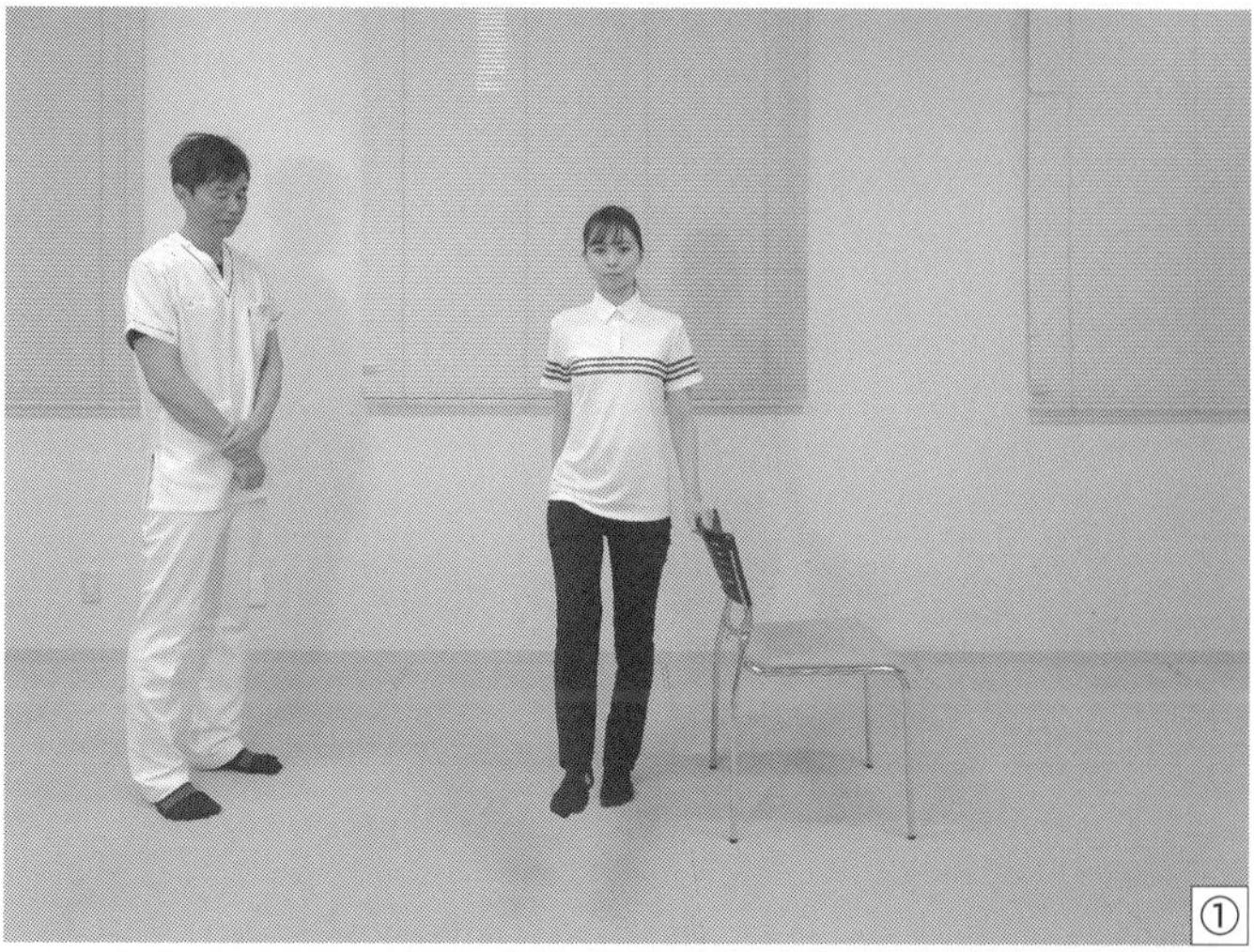
①

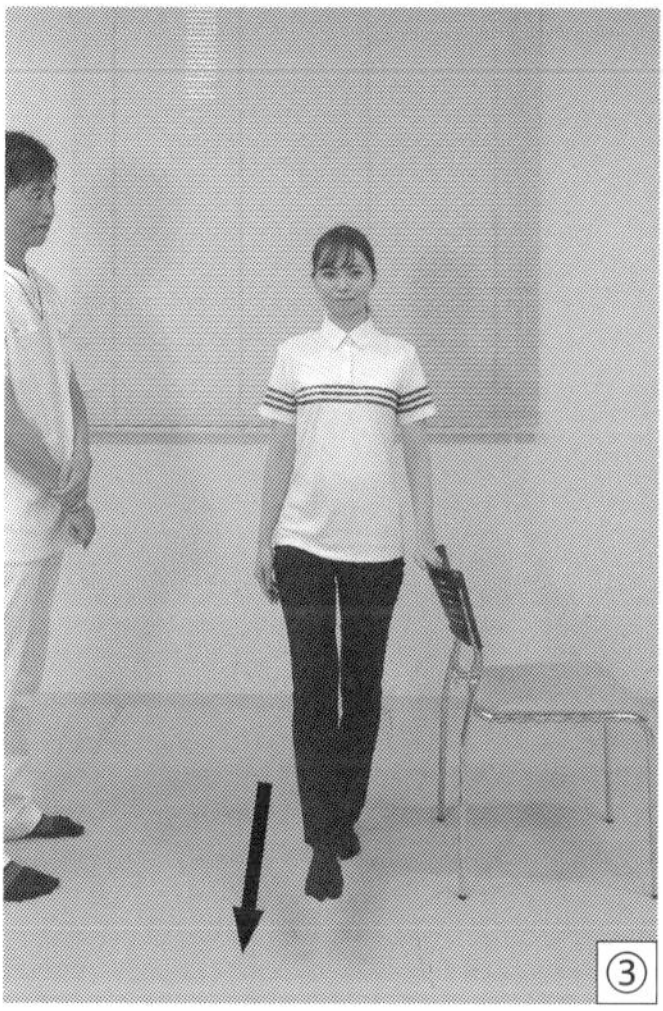
③

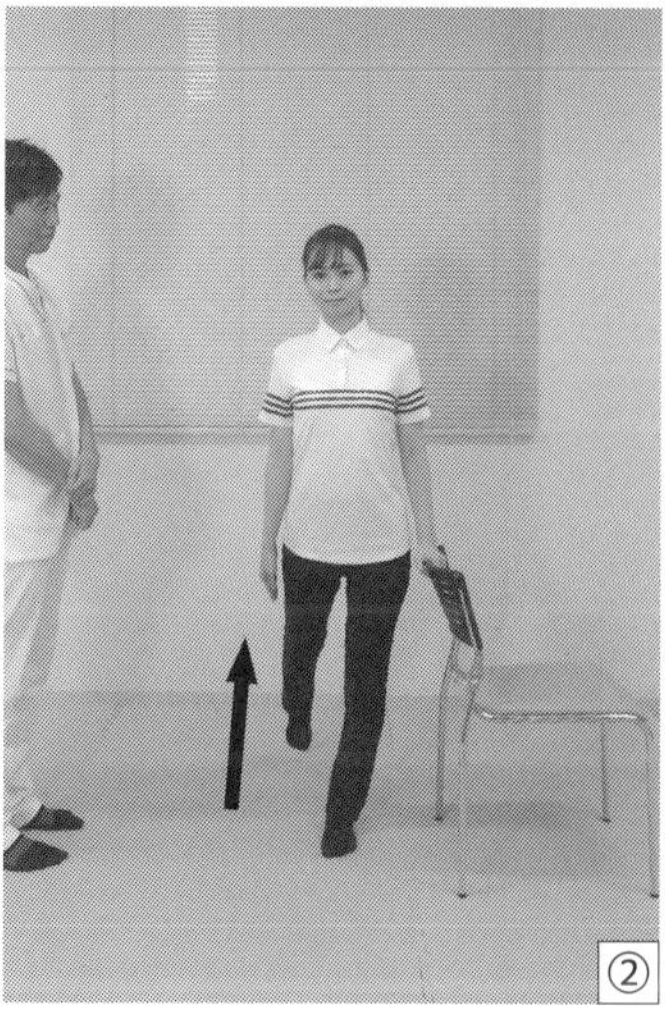
②

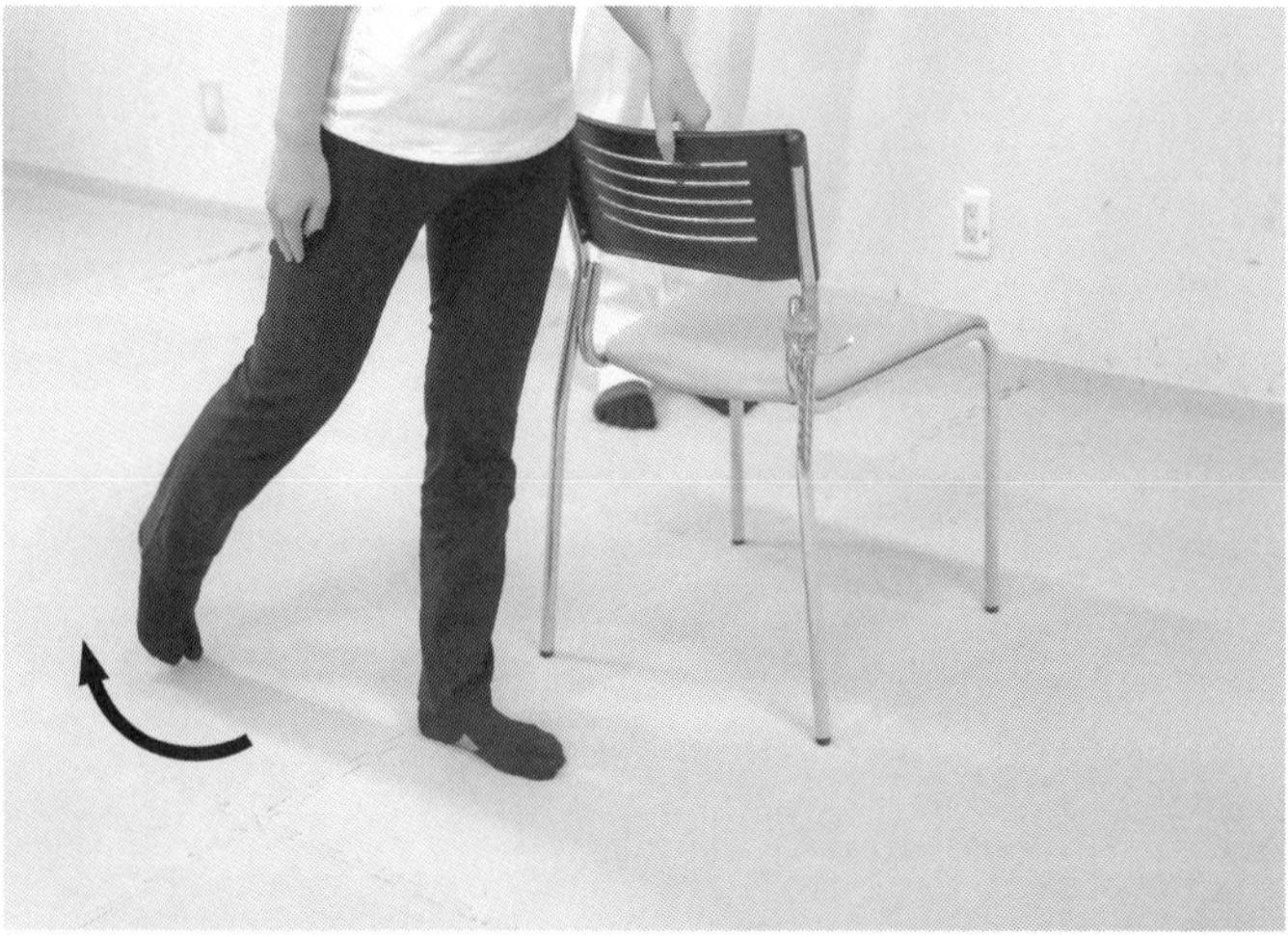

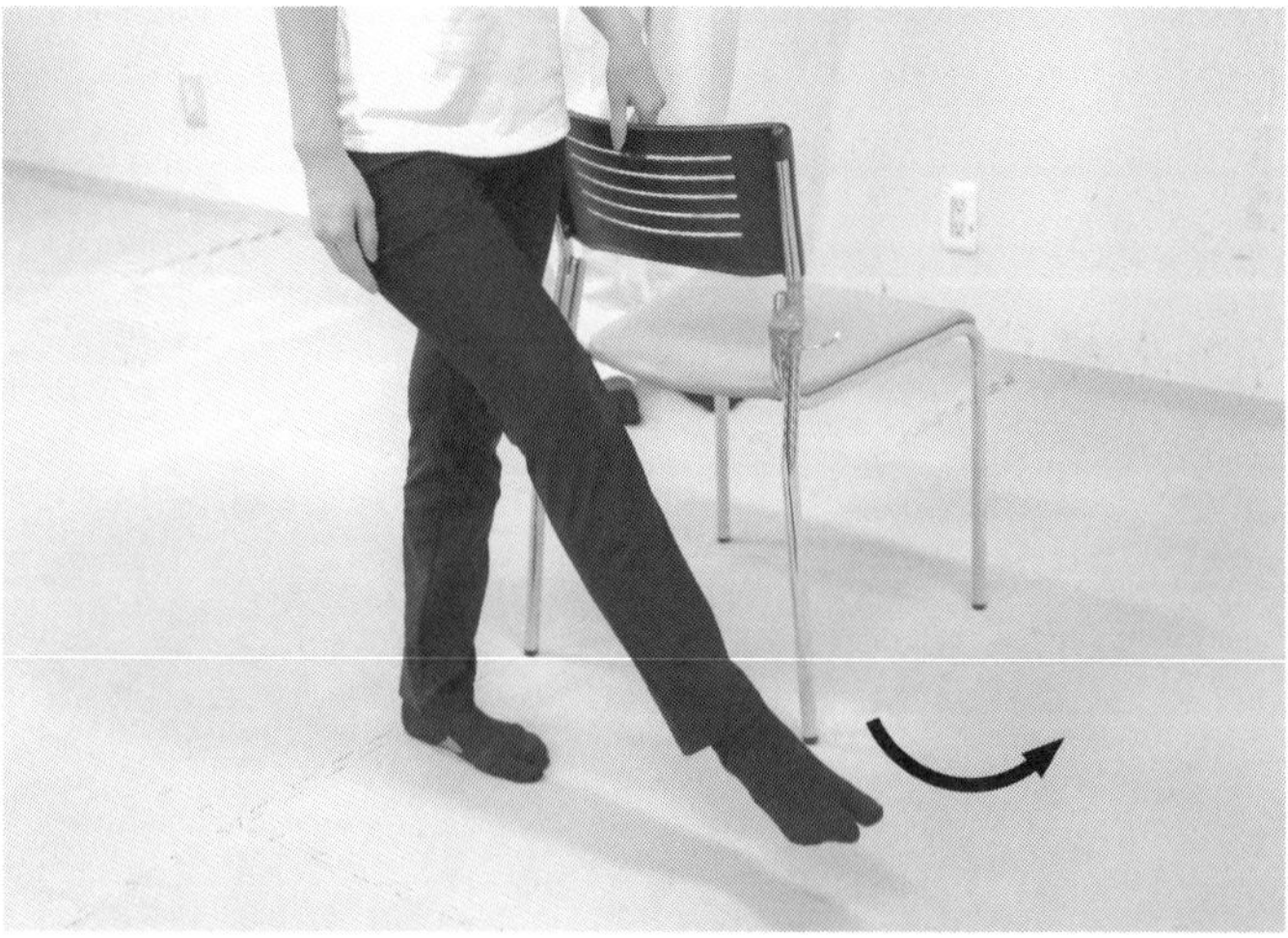

②、③を横から見た写真

①今度は、左右に10回、足を振ってみましょう。

②まずは足を内側へ。

③次に外側へ。左右に、大きくゆっくり動かします。

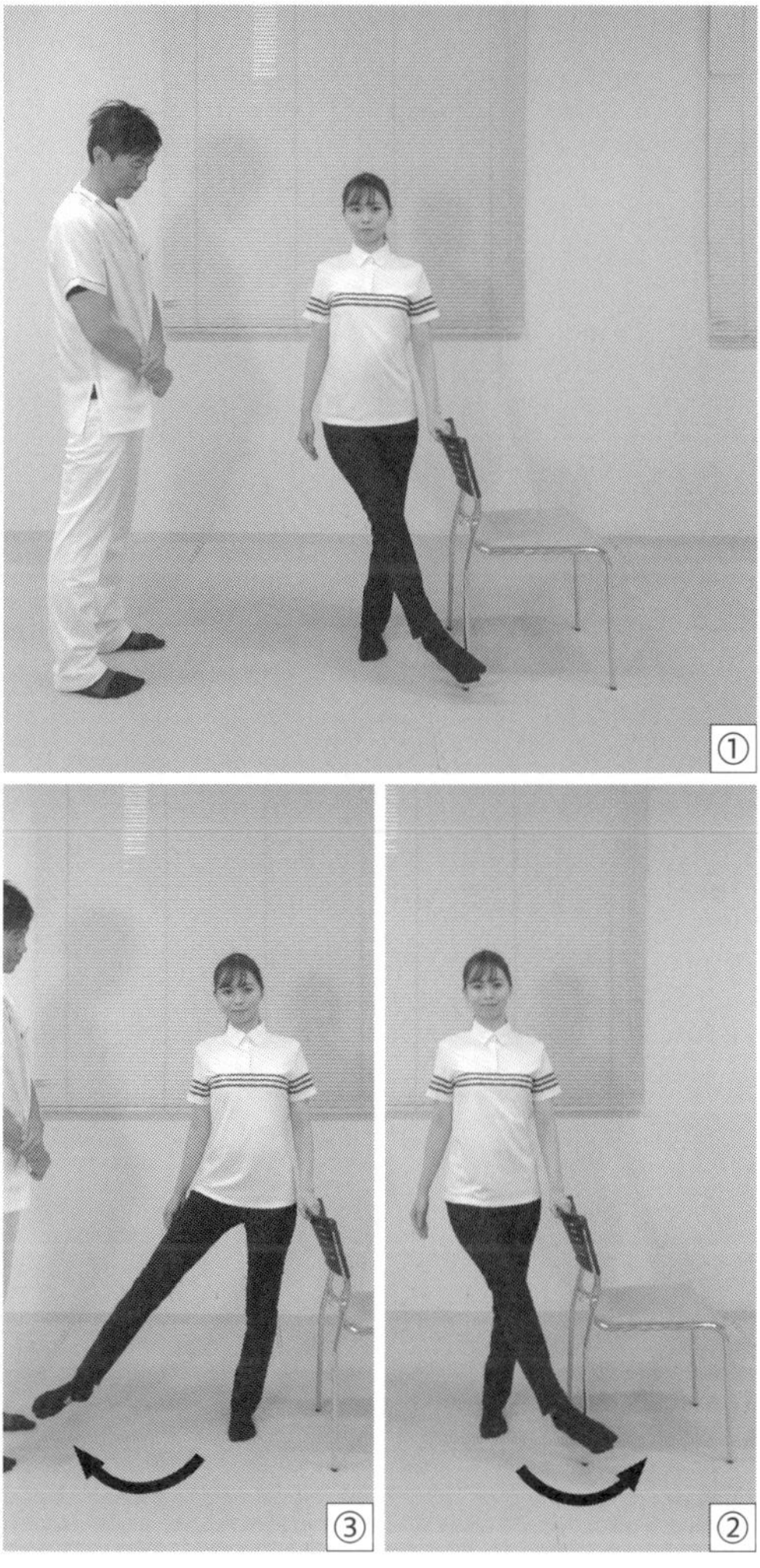

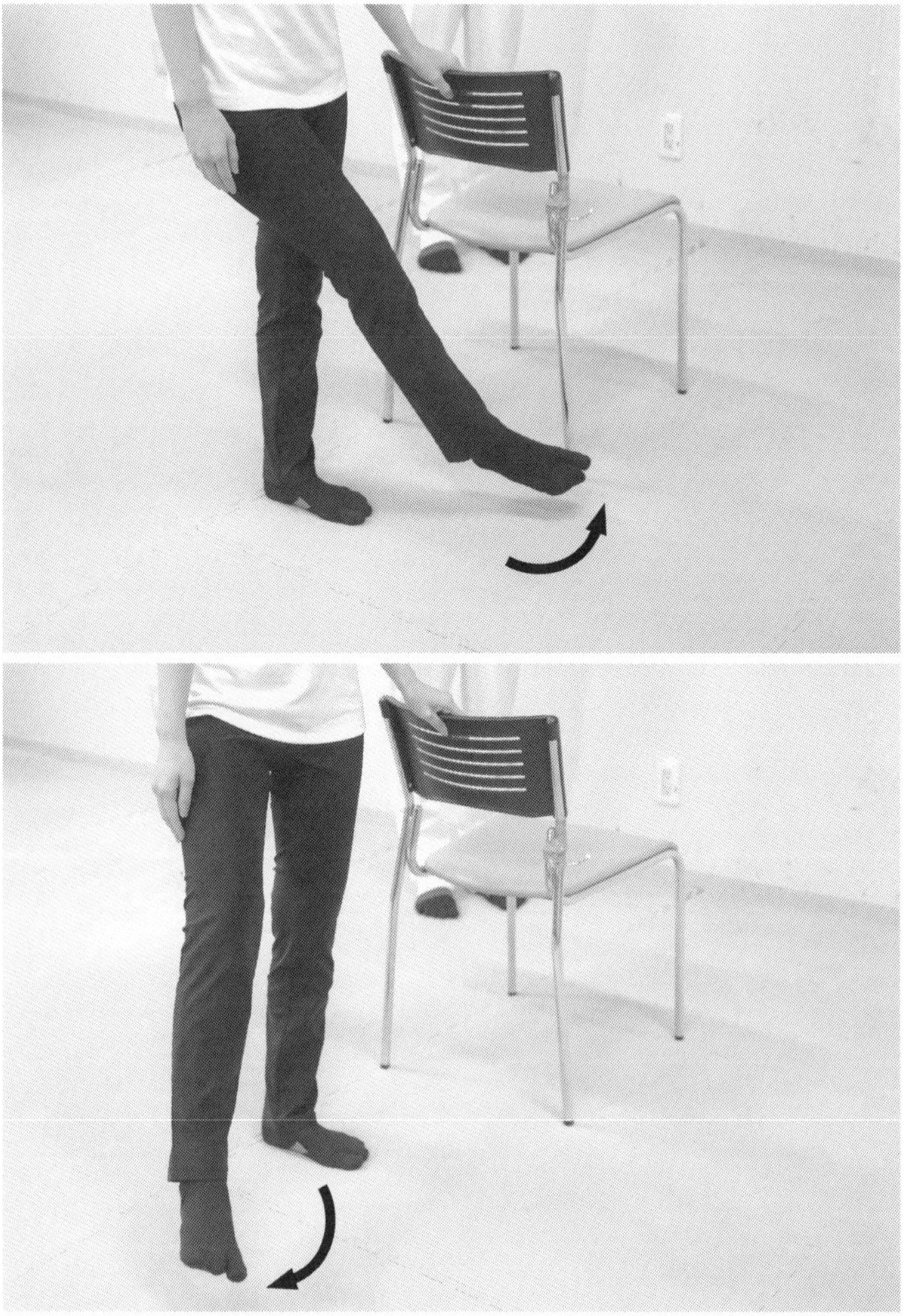

②、③を横から見た写真

終わりましたら、反対側の足＝右足を最初からの順番で行ってください。股関節がぶらぶらするように、力を入れずに動かすよう意識しましょう。

股関節は重要な関節で、大きく動きます。それが固まっている人が多いので、できるだけ大きくゆっくりでよいので動かしてください。

【健美長寿体操　正しく立つ座る編】

動作の基本である「立つ」と「座る」を行いましょう。

①まず正しく立ってみましょう。

②チェックポイントは、キレイに骨が並ぶかどうかです。よく「背筋を伸ばせ」という言葉がありますが、背筋を伸ばすと必ず反っていって後ろに引っ張られます。ですから、背筋は伸ばさなくて大丈夫です。反らない方が、良い姿勢です。

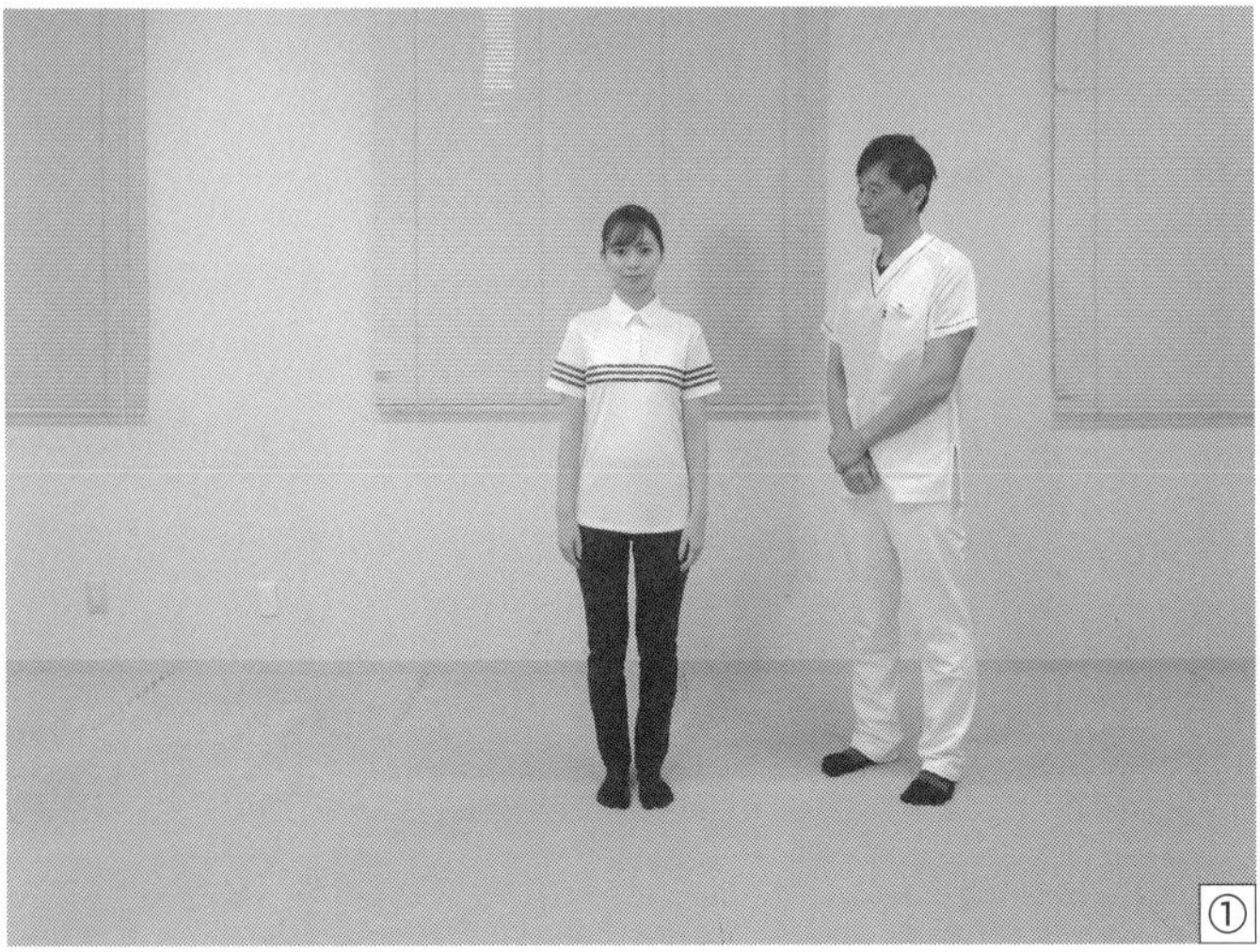
①

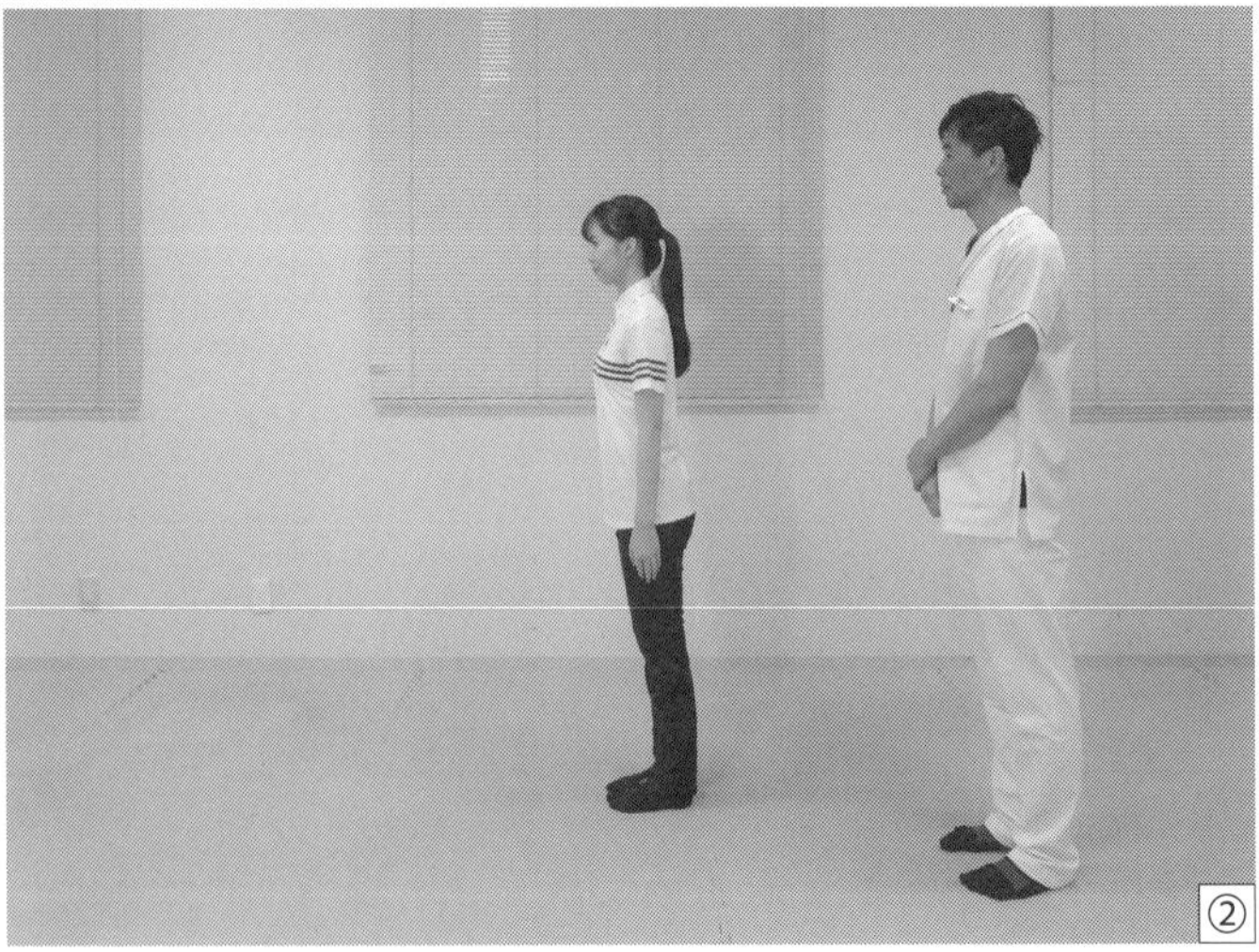
②

①まず、足元の幅はおおよそ指二本分くらい間隔をあけてください。

②そして、足の裏が地面にピタっとついた状態で、土踏まず（＝浮いている部分）が重要です。

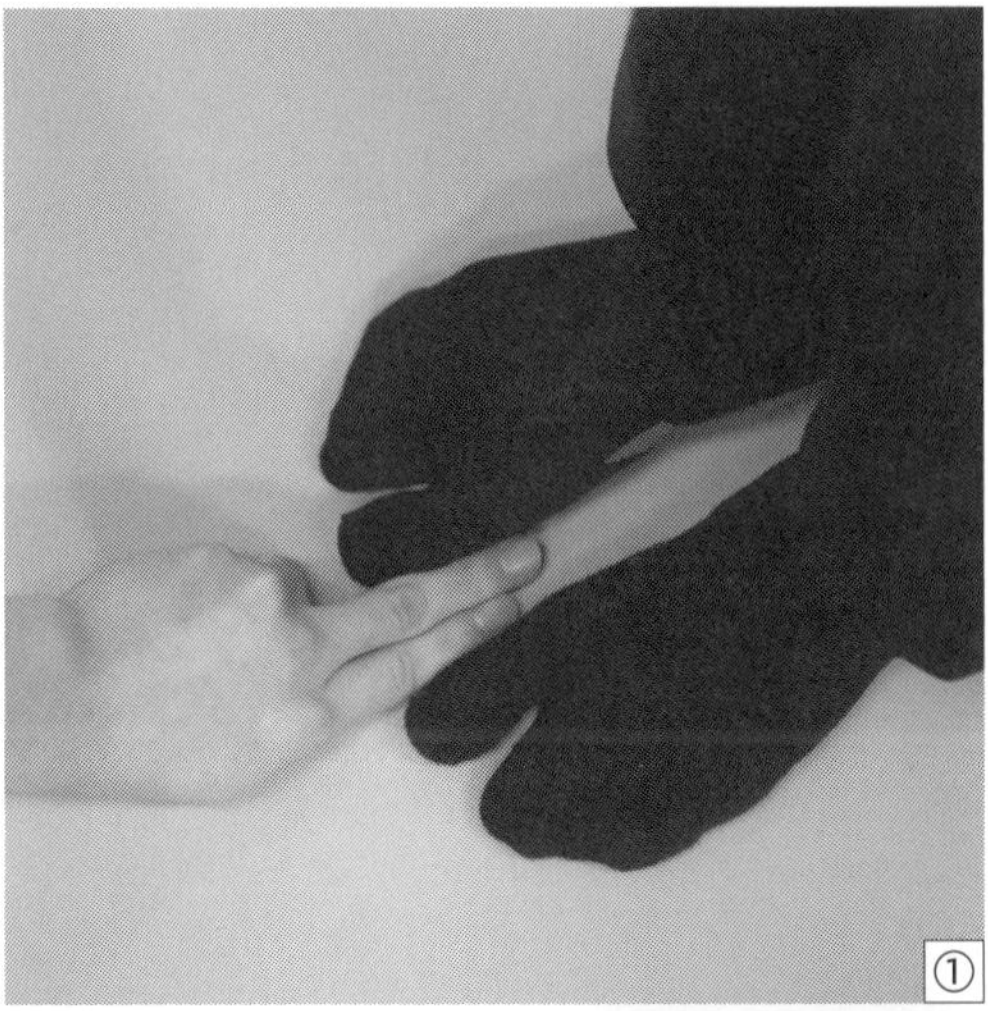

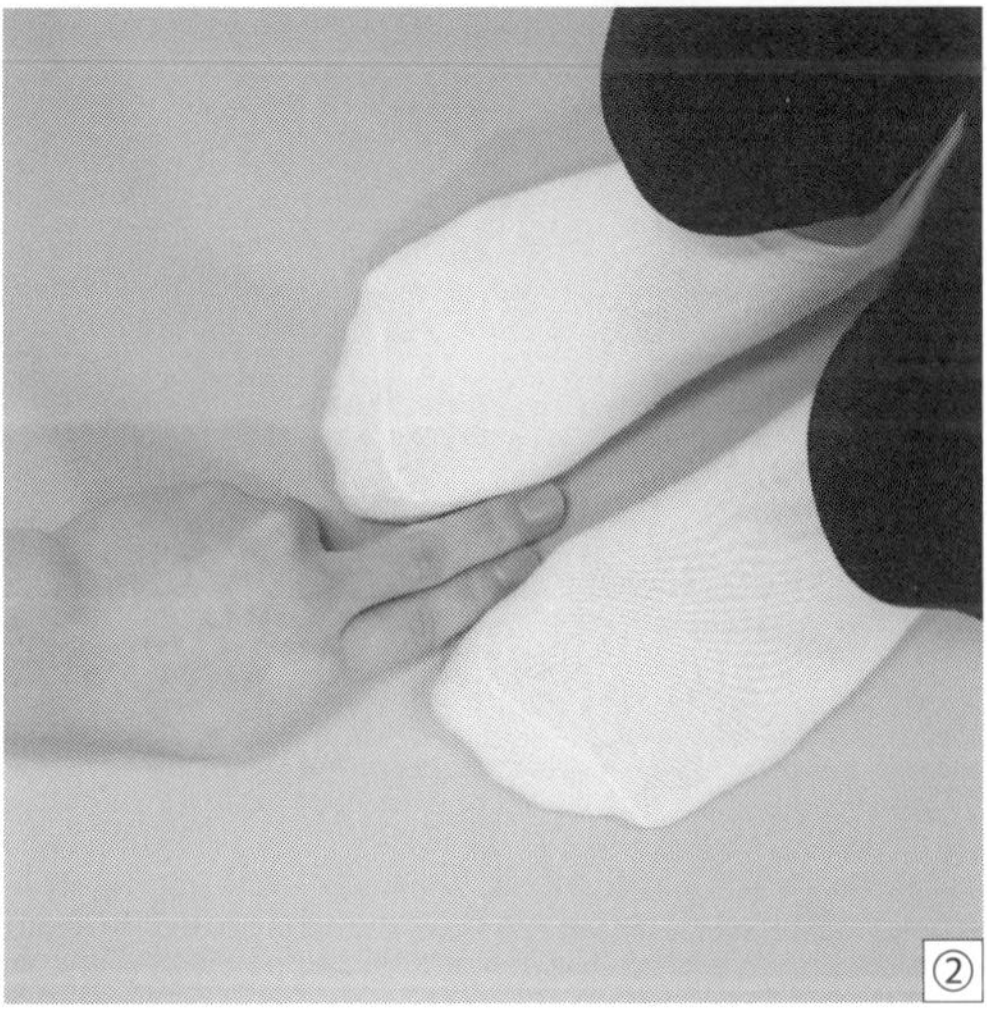

この土踏まずの上にどこが来るかというと、頭です。頭の中心が土踏まずの上にくると、全部が整った良い姿勢となります。

確認する手段ですが、大きくゆっくり息を吸いこんでください。そのとき頭が動かないのが良い姿勢です。そうすると、体が落ち着いて、体の重心が足のほうにおりていきますので、しっかり立っているイメージが湧くと思います。これが基本の「正しく立つ」です。

次は座っていただきます。まず普通に座ってみましょう。いちど、息を大きく吸うと顎が上がるのがわかります。このような状態では、おでこに他人から指を置かれると立てなくなります。どうしても背中が後ろのほうに行くため、骨盤が前に行って立てなくなります。

①まず正しく立ち、そこから座りましょう。

②指を二本分開けて、土踏まずの上に頭がある状態です。

③そこから座るときに、あわてて動くと背中が曲がりますので、できるだけ視線を下にせず水平にして、ゆっくり座ります。

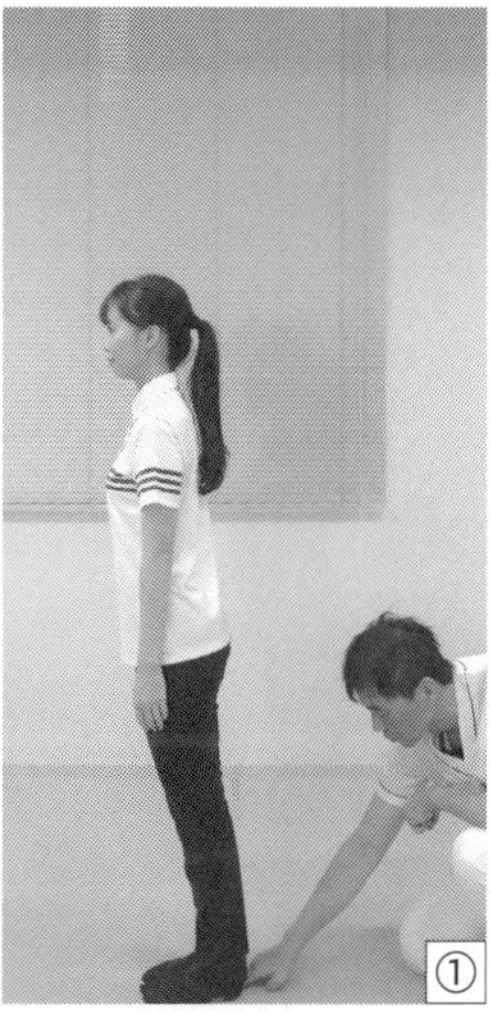

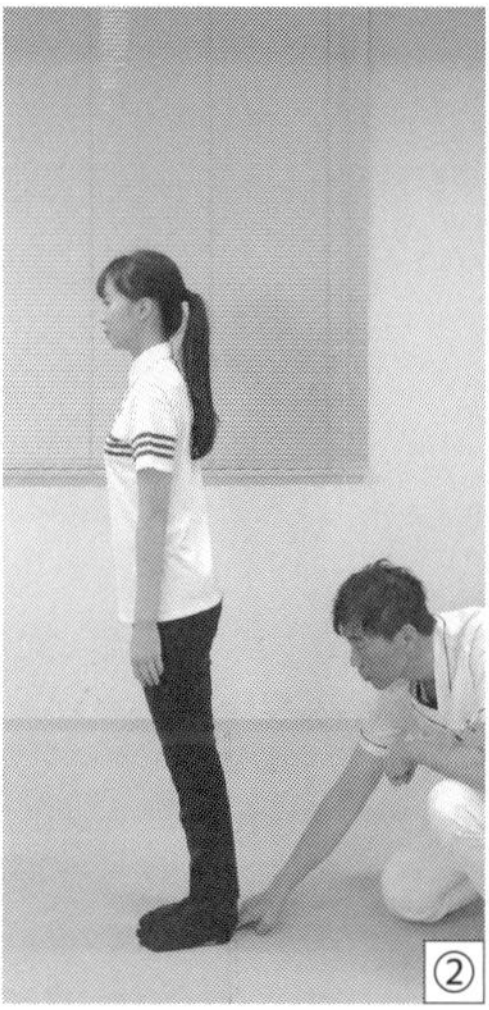

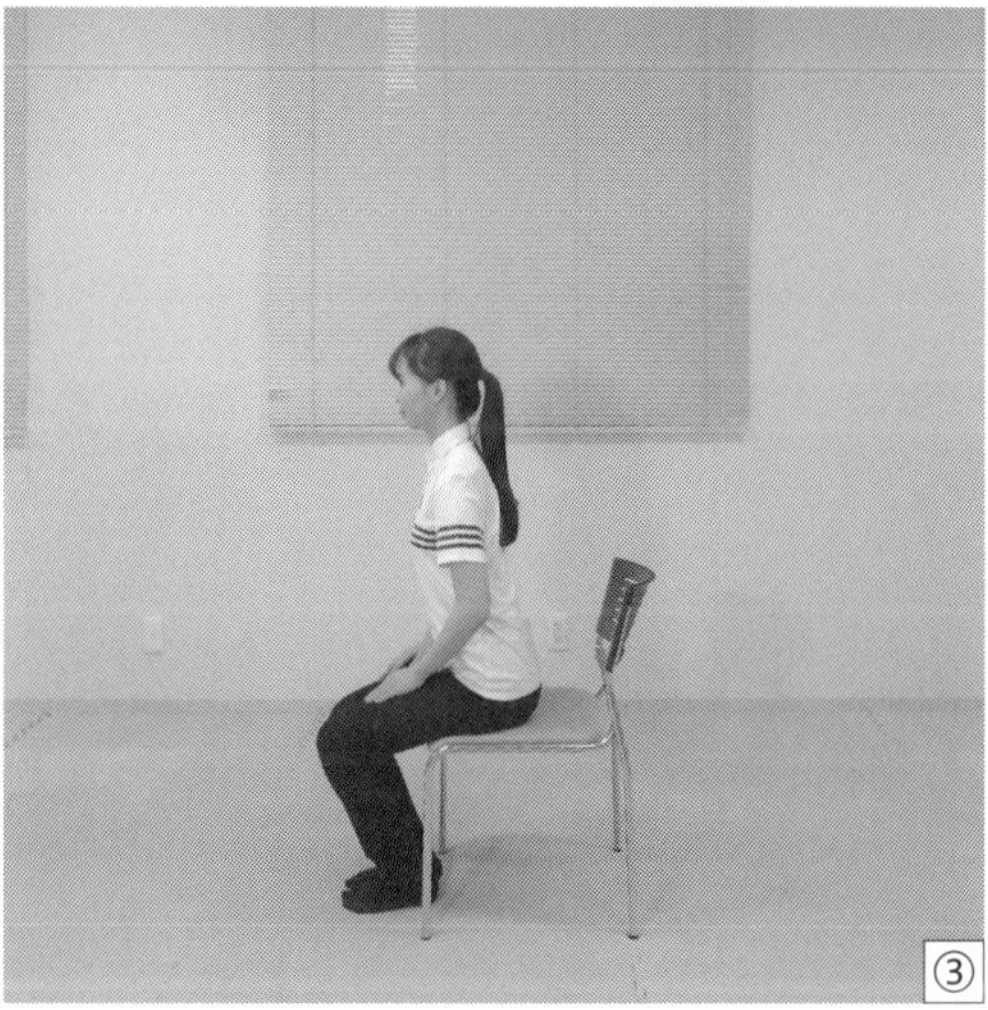

大きく息を吸いこみましょう。指をおでこに当てられても立ち上がることができます。これが「正しい座り方」です。私達はふたつの足で立っているので、バランスを保って立ったり座ったりすることが非常に大切な動作になります。ぜひ、この動きを頭に入れて、正しく立ったり座ったりしてみてください。きっと体が動きやすくなります。

【リハビリテーション】

病気や怪我、障害や加齢などが原因で起こる機能の低下や、運動障害を改善するために各種のリハビリを行っています。私のクリニックのリハビリの特徴として、機器を使用せず、運動療法を中心に理学療法士がマンツーマンでリハビリを行う点が挙げられます。

リハビリの際には最新の「レッシュ4スタンス理論」を取り入れ、筋肉よりも骨を重視し骨格を整えることで、人が本来持つ機能を引き出します。

【4スタンスソックス】

レッシュ4スタンス理論の廣戸聡一先生と開発した、特許申請中の特殊加工靴下です。

装着することで足の骨の形状が整い、その信号が脳に届けられます。信号を受け取った脳は安定し、体幹の柔軟性が上がります。結果、関節可動域が大きくなり、体は動きやすくなりパフォーマンスが上がります。

また就寝中に着用することで、睡眠の質が改善し、より疲労回復が望まれます。

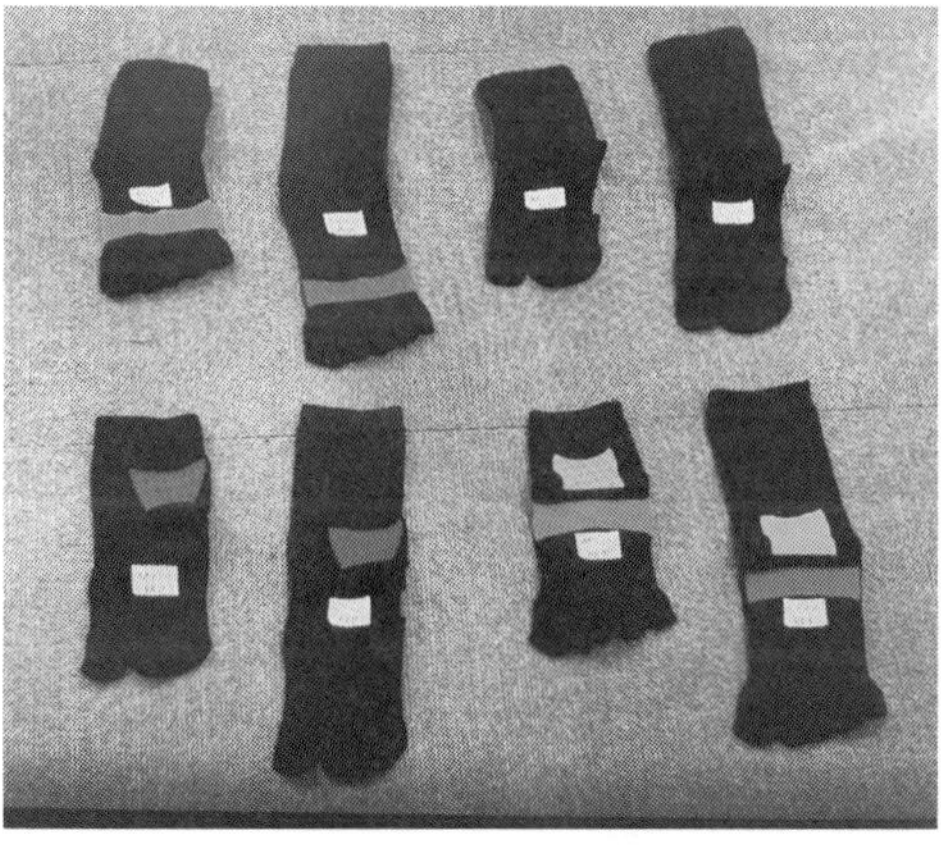

製造元　桑メリヤス株式会社（奈良県大和高田市）

カラダのトリセツ

年だからと遠慮するのはナンセンス

調べてみたら、この1年間で、90歳以上の患者さんが１４３人も当クリニックに来院されました。そのうち１００歳以上が４人います。当クリニックの動画サイト「健美長寿倶楽部」の回でインタビューされている女性は99歳（当時98歳）！彼女のお部屋にも上げてもらったことがあるのですが、整理整頓されてひとりで自炊していらっしゃいます。家庭菜園で作っているフキを料理して食べるのが大好きだとおっしゃっていました。毎週、健美長寿体操にいらっしゃいます。

その女性とは一緒に書道もしています。生活にメリハリをつけて、日常生活を楽しんで充実させています。それを目の当たりにすると、私もそうなりたいと思います。健美長寿に「年を取りすぎたからダメ」などと年齢を理由にすることは

ナンセンスです。年齢はまったく障壁になりません！

第 8 章

健康であるために古くて新しいこと温故知新

- 占星術や風水などから良くなるヒントを見つける
- いにしえの人の生活に学ぶ
- 五感を大切に生きる

価値観に大変革が起こる「風の時代」の生き方

「風の時代」という言葉を耳にしたことはありませんか？　占星術では、約２００年ごとに「火」「土」「風」「水」の４つの時代が移り変わり、２０２０年12月22日から「風の時代」に突入しています。そのため、世界中の価値観やライフスタイルの変化に影響を与える「大転換期」となると言われています。

「医者なのに占いに頼るのか？」とか「医療に必要とされるエビデンス（根拠・証拠）がないのでは？」と疑問に思う方がいるかもしれません。しかし、考えてみてください。いにしえの医術者は、占星術や祈禱などと密接なかかわりを持ちながら発展してきた歴史もあります。現代の進んだ医療技術によってエビデンスがないと否定されることになった治療法もありますが、アタマからすべてを否定するものではないと考えています。

占星術に興味がない方だと聞き慣れないかと思いますが、「風の時代」に話を戻しましょう。この時代を考えるうえで、前の時代である「土の時代」に言及する必要があるでしょう。

土の時代から風の時代について

「土の時代」は、今から220年前から2020年暮れまででした。その間に起こったことといえば、「産業革命」が挙げられます。18世紀半ばから19世紀にかけて起こった産業構造の変革と、石炭利用によるエネルギー革命が起こりました。綿織物の技術革新・製鉄業の成長、蒸気機関の開発で世界はガラリと変貌しました。それが行き着いたところに、現代の大量生産・大量消費の世界があると言えます。

私たちが最近まで生きてきた「土の時代」は、目に見えるモノに価値が置かれていたとも言えるでしょう。また、お金や財産を持つ人が力を持つ時代でした。しかし、これから２００年の「風の時代」は、価値観に変化が起こり「目に見えないモノ」にも価値が置かれる時代になりそうです。これからは、モノにこだわらない考えや、持たないという人が増えていきそうです。

昨今の新型コロナウイルスも、何年かあとになったら、風の時代の象徴的な出来事といわれるかもしれません。コロナ禍をきっかけに、リモートワークや在宅勤務が増えました。それによって、高い賃貸料の都心の住居から地方に移り住んで仕事をすることも可能になりました。

風の時代では、モノを最小限しか持たない「ミニマリスト」や、定住せず仕事をする「トラベルワーカー」といった方がさらに増えていくでしょう。モノの所有に価値を置かない時代となっているということです。

時間の使い方や働き方、執着心といった考え方が違ったものになり、大きな転換期を迎えたことにより、「個」を意識してどのように生きていくかが重要視される時代になってきています。目に見えるモノへの価値が薄れることで時代はどうなるのか、興味深いです。

風水と医療の関係性

よく耳にする「風水」という言葉があります。「玄関の照明ランプは昼間の太陽光に近い色を選んで、黄色いモノを置くと金運が上がる」や「トイレをキレイにすれば運気アップ」など。占星術の「風の時代」の考え方も含め、それらの考え方を私はゲン担ぎとは考えてはいません。むしろ、医療にも密接な関係があると思っています。

「風水」は、目には見えない「気」のエネルギーを取り込み、パワーに変えていくものです。風水の基本には、「陰陽説」「五行説」「方角」があります。詳しい解説や本はたくさんありますので説明は省略しますが、これらを基本に「気」の流れを良くし、バランスを取ることで、運気を上げていくのです。

中国風水は、３０００年以上むかしに考え出されたものです。それが日本に伝わり、目的が「幸せになりたい。災厄を逃れたい」、最近では「開運・強運になるためにやること」というものに変化してきました。むずかしい話に聞こえるかもしれませんが、風水で運気を良くするのは、つまるところ自然の摂理を取り込んだ「環境学」なのです。

いたって簡単なことです。朝陽を浴びてエネルギーをチャージし午前中に仕事をしたり、体を動かす。当たり前の生活習慣を行うことが書いてあるので、それを実践していけば心も体も良い方向に向かうのです。

掃除も同様で、身の回りを片付ると気分もスッキリし、ひいてはその気分、精神面での良さが健康にも良い影響を及ぼすと考えられます。病気の方は、それで体も良くなってくるというようにつながっていきます。

70代・80代になると、だんだん身の回りのことができなくなるので、それまでに暮らし方を工夫してみるのも健康への第一歩です。医者が患者さんへのアプローチとして、風水を引き合いに出すことは少ないと思うのですが、生活の質が整わないと心も体も整わないということになります。

また、コロナ禍でわかったのですが、気の通りを良くすることについては「換気」も重要になってきます。流行の一因には、換気ができていなかった＝気が通っていなかった点も挙げられます。

現在の風水は「必ずしなければならない。これはやってはいけない」という禁忌ではなく、「こうしたら、こうなることが多かった」というこれまでの人間の経験則をまとめたものです。医者は、患者さんが病気になってから症状に対して診察するものですが、まだ「未病」だったり「グレー」だったりする状態の人がたくさんいらっしゃいます。そのような人を救うためにさまざまな知識が提供できたらと思っています。

私は人の暮らし全部をホームドクターとして見ていき、いろいろな考え方から伝えていきます。それにより患者さんが未病のうちに抑えられたり、より元気になられたりすれば本望です。

カラダのトリセツ

高齢になってからでは遅い？ 中高年のうちから「断捨離」を始めましょう

50、60、70歳と年齢を重ねていくと、個人が持っている量と管理できる量というのが反比例していきます。そこで少し前に「断捨離」という言葉が脚光を浴びました。日本では「捨てる」教育がなく、日本人はものを持ちすぎています。年を取るほど自分が管理できるものだけに厳選していただきたいです。そういう私もなかなかできずにいますが、大事なものもそうでないものもごちゃ混ぜになり管理できなくなるので、少しずつ取り組みたいと思っています。

往診で老々介護のお宅に行くことがありますが、雑然となっているところが多い印象です。出したものが片付けられなくなってしまいがちです。ちょっとした拍子に、ものにぶつかって怪我をすることもあります。

子育て世代はなかなか厳しいかもしれませんが、50代ぐらいからは断捨離を始めてみたらいかがでしょう。自分の時間と自分の楽しい幸せな空間づくりを考えて実践することが健康の秘訣につながります。花一輪でも飾ろうとするだけでも違います。

アメリカ人は生涯で3度ほど住居が変わることが多いといいます。新婚のときと子育てが終わったときに、転居していくそうです。そのとき選別して、ほとんどのものは捨てていくそうなのです。日本ではなかなかできないことですが……。それでも中高年は、どこかのタイミングで生活様式を「リセット」することが必要なのではないでしょうか。

アロマテラピーと脳の関係性

アロマテラピーとは、植物から抽出した精油（エッセンシャルオイル）の香りを使って、心身のトラブルを穏やかにし、健康や美容に役立てていく自然療法です。心と体をリラックスさせリフレッシュを促したり、心と体のバランスを整え本来の美しさを引き出します。

アロマの香りは嗅覚に刺激を与え、脳の大脳辺縁系に直接作用します。自律神経の働きが調節され、痛みがやわらいだり、体の機能が整えられます。心理的には、気持ちが落ち着く、リラックスする、前向きになるなどの作用があるとされています。

日本では認知度が低いものでしたが、最近では、『アルツハイマー病患者に対するアロマセラピーの有用性』（鳥取大学医学部保健学科生体制御学、介護老人保健施設あわしま・日本痴呆学会誌・２００５年・19巻1号・77－85頁）の研究など、さまざまな医学的論文によって、アロマが脳や精神に作用することがわかってきました。この分野の研究はさらに進んでいくことでしょう。当クリニックでも、アロマの作用と実践を患者さんにアドバイスしています。

アロマの実践としては、まず、オレンジの香りは「緩和」作用があります。気持ちを元気づけたり緊張感をやわらげたりするので歯医者さんで使っている例もあります。あの「キーン」という器械音が聞こえただけで怖くなる人がいるので、それをやわらげるときに使います。

介護の現場でも使われることが最近多くなりました。ずっと介護し、介護される生活では気持ちも落ち込みがちになります。互いにストレスを感じ、鬱《うつ》になる方もいらっしゃいます。そんなときにはラベンダーの香りを調合します。それを少量手につけたりします。ココナッツオイルに混ぜてタッチしてあげると、保湿や互いのスキンシップにもなり非常に有効です。

私のクリニックでは、リハビリ室にはグレープフルーツの香りをディフューザーで拡散しています。柑橘系の香りは、モチベーションを上げたり、リラックス効果を高めたりします。衛生面では、レモンの香りで抗菌性も高めています。掃除するときに、水にレモンの精油を少量入れて水拭きしたりもします。

香りは脳の大脳辺縁系にわずか0・2秒でスッと届きます。イヤな臭いをかいだときを思い出してもらえばわかるのですが、臭かったらすぐ気分が悪くなるのと一緒です。

ただ、化学的に精製されたアロマは良くないので、製品に定評のあるエッセンシャルオイルを使いましょう。良い香りをかぐということは、ひとつの楽しみにもなり、日常生活のなかに取り入れていくことは大切だと思います。

カラダのトリセツ

脳を活性化！ ローズマリーの香りと笑顔

よく言われていることですが、認知症予防にはローズマリーの香りが、脳の記憶分野に好影響をもたらします。脳を活性化させる手段のひとつにアロマがあって良いと思います。大地の恵みであるエッセンシャルオイルは、植物の持つパワーをギュッと凝縮したもので、古くから食事や美容、健康などのさまざまな場面で用いられてきました。人々の生活を豊かに彩り、心身ともに健やかで潤いに満ちたものにしてくれます。そんなエッセンシャルオイルの魅力は、科学が発展した現代でも色あせることはありません。

ここで、脳を活性化させる一番の良薬をお教えしましょう。それは、「朝一番に鏡の前で笑顔をつくる」です！　これは鉄則なのです。笑顔をつくることで頭と体全体に幸福感が湧いてきます。感情にも好影響をもたらして鬱の傾向を緩和します。感情を好転させる手段のひとつとして実践してみてください。

第9章

病院（クリニック）との付き合い方
～診療科に頼らない総合的な治療について

- 病院や地域での医師との付き合い方など

スペシャリストな医師より ゼネラリストを目指した

私には体が弱い弟がおり、3歳までに2回手術をしました。当時は現在の小児医療と違って、1、2歳の乳幼児の手術をすること自体非常に困難で、手術には「死」を覚悟することもあったのですが、弟は、無事に治療を終えおかげで今も元気です。

そのような小さいころの記憶が、医師の道を志したきっかけにもなりました。親が「お医者さんに助けてもらった」とずっと言っていたのを覚えており、「将来、自分も医者になろう」と決意したのでした。

医師というと救世主で、困っている人、死の際にいる人を助けるというイメージがあり、私は常にそう思い患者さんに接しております。

私は平成元年（１９８９年）に医師になりました。この年代の医師は過渡期にあり、幅広い知識や技能・経験などを備えたゼネラリストではなく、スペシャリスト＝専門家養成に動いた時期です。現在、専門医という制度がありますが、当時はありませんでした。「アメリカに追随して今後、日本も訴訟社会になるし、専門家でないと訴訟を起こされると勝てない、だから勉強して専門家になれ」という風潮でした。

しかし、私は専科を一個に絞るのは嫌でした。当時は、広く浅く学びゼネラリストを作る専科がありませんでした。唯一どんな症例でも手広く診察するのが救急でしたので、救急医療に進みました。

大阪大学の救急医学教室に入局し消化器外科、脳外科、整形外科、形成外科などいろいろな科を少しずつ経験し、そのうち内科も勉強していきました。そのような経歴を持つ医師自体が、スペシャリスト全盛の時代には「レアケース」だったのです。そのさまざまな経験を土台にして、「総合クリニック」を開院しました。そのため自分で言うのもなんですが、普通の医師が言っていることとは、ちょっと視点が違っていると思います。

総合クリニック開院時のイメージは「コンビニ」

「視点が違う」という点でわかりやすい例を挙げると、２００６年に「くわ総合クリニック」を開院したとき、最初にイメージしていたのは「コンビニ」です。コンビニといえば、何でもありますよね。病院でもそれを目指そうと思いました。当クリニックは「総合クリニック」という看板を掲げていますが、この名称は当時、日本初だと言われました。

保健所から「人心を惑わす看板だから」「前例がないから」と何回もダメ出しされ、すったもんだした覚えがあります。結局、「人心を惑わしません」と一筆書いて押し切りました。お役所というのは、新しいことを嫌うので仕方がないですが、「こういう理想を持ってやります」と熱心に伝えても、なかなか首を縦にふってくれなくて苦労しました。

「ホームドクター」と「かかりつけ医」日米の違い

アメリカの「ホームドクター」という呼び名、みなさんは聞いたことがありますか？　日本だと、最近は「かかりつけ医」制度といって啓蒙しています。たとえば、目の調子が悪くなると眼科に行きます。アメリカでは眼科に行く前に、まず自分のかかりつけ医＝ホームドクターに連絡します。そこで「ここの眼科がいいよ」と指示をもらった病院に行って診察してもらうのです。そうすると、その患者の眼科診察記録はホームドクターにフィードバックされる仕組みです。患者がいつ、どの科で診察を受けたかの履歴が、すべてホームドクターに残るのです。ですから、ホームドクターに聞けば患者の病歴や手術歴などがわかる仕組みとなっています。

しかし、日本はアメリカほど制度化されておらず、患者は皮膚科なら皮膚科を自分で探して行くので、どう診察されたのか改めて聞かなければならず、どんな薬を出されているのかわからないので、薬の処方が重複することがあります。

本来はアメリカのように運用するのが理想的ですが、制度的なシステムが違うため難しそうです。それでも私は、病歴や薬歴、健康状態を一元管理して、患者さんを他病院に紹介した場合でも診断・治療・処方情報がすぐにわかる、アメリカのホームドクターのような「パーソナルドクター」を目指しています。

リハビリは医療機器依存をやめ「良くなるために何しましょう」

私のクリニックでは、ある時期を境にリハビリの医療機器を撤廃しました。開院時のフィロソフィー（哲学）のひとつに「温故知新」という考えがあるのですが、古いなかにも真理があるという考えです。「温故知新」は長い月日のなかで淘汰され洗練された考えですので、何も新しいから、最新だからいいというものではないと考えています。

最新医療機器完備といえば、みなさんには聞こえがいいのでしょうが、器具を使うことは必ずしも患者さんのためにはなりません。西洋医学のリハビリテーションは、筋力トレーニングやストレッチを重視していますが、古来の日本ではそうではありませんでした。体の使い方をきちんと知ってもらえれば、体はよみがえる可能性があるということに、いにしえの人は気がついていました。江戸時代の飛脚は1日50里（約

２００㎞）も走り、むかしの農村の女性は60kgもある米俵を5俵も担いでいたといわれています。人間の体は驚くほど精密にできています。きちんと調整して正しい動かし方をすれば、正しく動きます。

高齢者の方に感じるのは、しゃがめない人が多くなったことです。どうしてしゃがめなくなったかといえば、和式トイレがなくなったからです。和式しかなかったら80歳でも90歳でもしゃがんで排泄するのです。洋式トイレが主流になったので、小中学生でも和式トイレに入りたがらなくなってしまいました。

いざ、しゃがもうにも後ろに倒れてしまうのです。理由はアキレス腱が硬くなってしまったからです。アキレス腱のストレッチを教えてくださいというオーダーがありますが、極端な話、日ごろから動かしていないとできません。

もし、西洋人でも和式トイレの使い方がわからないだけで、日ごろからやっていれば正座もできるようになるし、相撲の蹲踞《そんきょ》もできるようになります。つまり、やっていないだけなのです。リハビリも含め、やってみる＝動く部分は使ってみることが大切になります。

当クリニックでは理学療法士を中心に、スタッフが患者さんにとって「パーソナル」なメニューを組み、自分の体を使ったリハビリに取り組んでいただいています。患者さんとの合言葉は「良くなるために何をしましょう」です。

カラダのトリセツ

腹筋100回と言ったら
300回行い腰痛を克服した患者さん

リハビリで一番多いのは、腰痛で来られる患者さんです。腰痛の人にどうしたら治るのかと聞かれると「腹筋と背筋をしましょう」と言っています。しかし、実践する人は少ないものです。

ある日、あちこちの病院に行かれ、「どうやってもダメだった」という患者さんがいらっしゃいました。その患者さんには「毎日腹筋を１００回やってください」と伝えました。患者さんは「１００回では足りないから３００回やってみる」と実践して、ついには腰痛を克服しました。そういう人もいます。１００回やっても１時間かからない運動なのです。スクワットもそうですが、１００回やっても１時間はかからない。それなのに10分間ぐらいの運動ができないという人が多いのです。医者から言われると納得はしてくれるのですが、実際はなかなか継続してできません。どうやって日ごろの運動につなげることができるか模索していくのが、これからの私にとっての課題です。

あとがき

つたない文章にお付き合いいただきありがとうございました。

今まで述べてきましたのは、私が普段診療でお話ししていることをまとめたものです。診察では時間の制限もあり、あまり詳しくお話しできていなかったことを、この本を通しできるだけわかりやすくお伝えできていれば本望です。

コラムにも書かせていただきましたが、私にはたくさんの師匠がいます。医師として、専門領域に特化せずあらゆることに挑戦させていただいた救急医学の恩師。おかげで人間、人体を内外から診る広い視点を持つことができたと思います。

学生だったころ米国留学でニューヨークに行った際、ご縁があって中村忠先生（誠道塾会長）と出会い、そのまま弟子入りしました。それから、今も変わらず師弟関係を続けさせていただいています。はや35年が経過し、現在、大阪地区の責任者（誠道塾大阪支部長　教士五段）もさせていただいております。

空手の修練はクリニックの診療哲学につながっています。温故知新——古いことのほうが新しいと飛躍はしませんが、昔の人はやっぱり偉かったとか、こんなことを既にわかっていたという気づきになります。古き良きメソッドを大いなる宝だと思い、活用させていただいております。

また、書道も20年近く学んでいます。書道の先生は、患者さんとして来院されましたが、ご縁があり、患者さんとしてではなく書道の先生として師事しています。先生の作品のみならず、私の作品も当クリニックの待合室やリハビリテーションルームに飾らせていただいています。書道と健康の共通点は、物を長く使うには使い方と手入れが大事なことです。人間もその時々で身体を整えコンディションづくりをしていけば、毎日いい状態で過ごすことができ、良い作品ができるのではと教えていただきました。

骨理学の廣戸聡一先生には、4スタンス理論を通し、人間はいろいろなタイプがあるということを教えていただきました。人を見る目が変わり、今までの疑念が一気に晴れた瞬間を忘れることができません。

催眠療法、風水、加持祈禱、たくさんのご縁があり、本当に多くの先生に可愛がっていただき、育てていただきました。

そして、何よりの師匠は患者さん達です。『星の王子さま』に登場する名言「大切なものは目に見えない」という言葉がありますが、見る目のない私に、診察を通し新たな気づきを与えてくださいました。

患者さんに恵まれたおかげで、違う見方ができるようになりました。すばらしい先生達との出会いのおかげで、「人を見る目」「心の目」を開かせていただいことに心より感謝しております。私は現在60歳です。これからも、御恩を精一杯お返しできるよう頑張って動いていきたいと考えています。

80歳になっても少しは走れるように足腰を鍛えて。

最後になりますが、出版にたずさわってくださった方々、私をサポートしてくれる家族にこの場をおかりし、御礼申し上げます。深謝

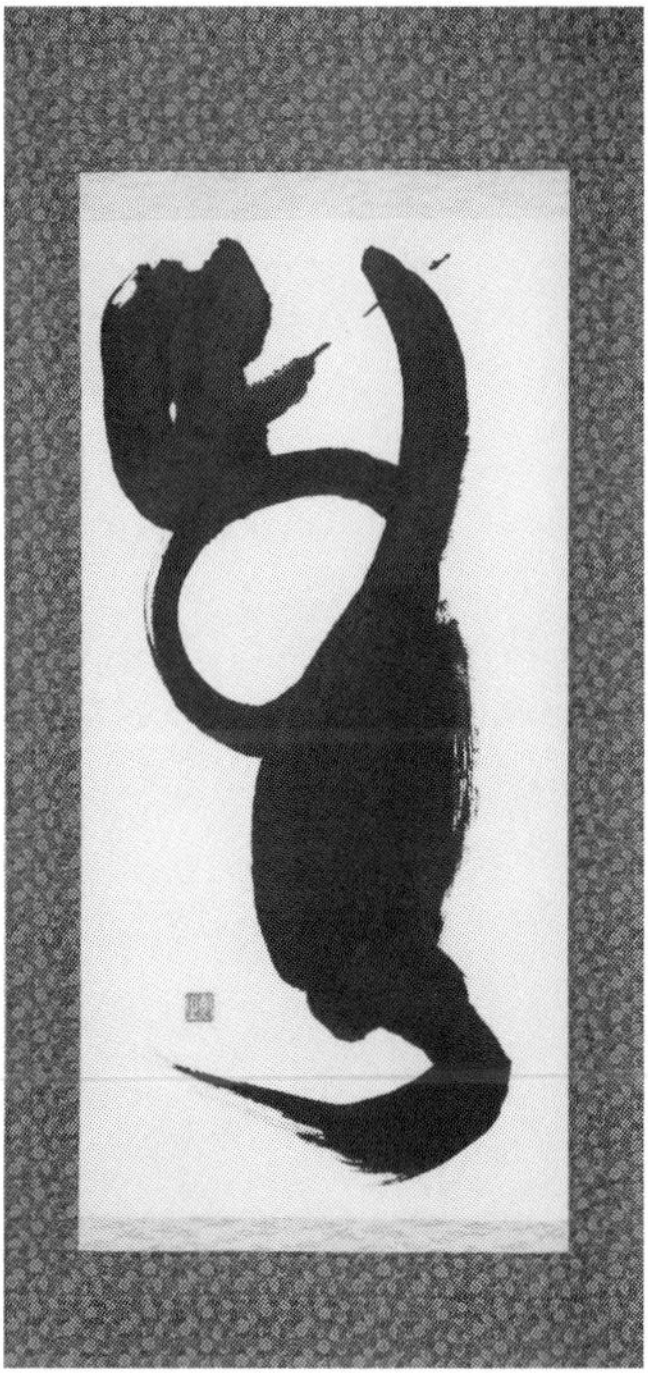

著者による書「いのち」

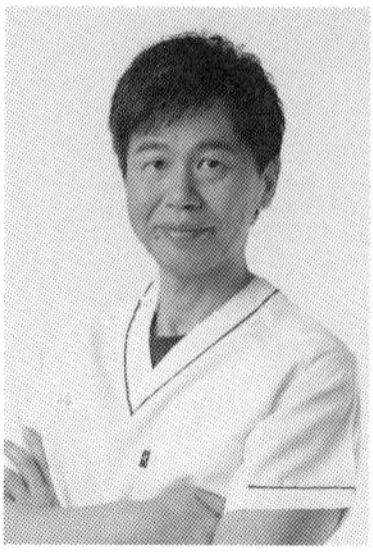

〈著者紹介〉

くわ総合クリニック院長

桑 敏之（くわ としゆき）

〈略歴〉

1989年　和歌山県立医科大学卒
　　　　大阪大学救急医学教室入局

1997年　テキサス大学健康科学研究所
　　　　アメリカ陸軍外科学研究所

2000年　兵庫県立西宮病院救命救急
　　　　センター

2006年　くわ総合クリニック開設　院長

〈資格〉

大阪大学医学博士

日本救急医学会認定医・専門医

日本医師会認定健康スポーツ医

レッシュプロジェクトマスター級トレーナー

誠道塾　空手教士五段　大阪支部長

産経国際書会　審査会員

〈医院詳細〉

医療法人健生医心会　くわ総合クリニック

【診療科目】内科、外科、整形外科、リハビリテーション科、皮膚科、美容皮膚科

【住所】〒590-0113　大阪府堺市南区晴美台2丁35-10

【TEL】072-292-6060

【アクセス】泉北高速鉄道「泉ヶ丘駅」。南海バス「泉ヶ丘駅」より乗車、「茶山台南口」下車すぐ。無料駐車場あり

【HP】https://kuwa-sogo.jp

知《し》って得《とく》する
医《い》師《し》が教《おし》える100歳《さい》超《ご》えの健《けん》康《こう》術《じゅつ》

2023年5月29日　第1刷発行

著　者　　桑 敏之
発行人　　久保田貴幸

発行元　　株式会社 幻冬舎メディアコンサルティング
〒151-0051　東京都渋谷区千駄ヶ谷4-9-7
電話　03-5411-6440(編集)

発売元　　株式会社 幻冬舎
〒151-0051　東京都渋谷区千駄ヶ谷4-9-7
電話　03-5411-6222(営業)

印刷・製本　中央精版印刷株式会社
装　丁　　野口 萌

検印廃止

Printed in Japan
ISBN 978-4-344-94262-2 C0047
幻冬舎メディアコンサルティングHP
https://www.gentosha-mc.com/